Medizinische Informatik und Statistik

Herausgeber: K. Überla, P. L. Reichertz und N. Victor

63

Hans Joachim Trampisch

Zuordnungsprobleme in der Medizin: Anwendung des Lokationsmodells

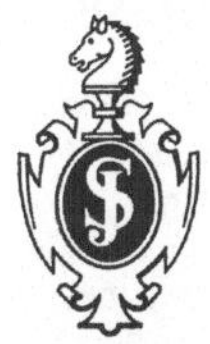

Springer-Verlag

Berlin Heidelberg New York London Paris Tokyo

Reihenherausgeber

K. Überla, P. L. Reichertz und N. Victor

Mitherausgeber

J. Anderson G. Goos F. Gremy H.-J. Jesdinsky H.-J. Lange
B. Schneider G. Segmüller G. Wagner

Autor

Hans Joachim Trampisch
Medizinische Einrichtungen der Universität Düsseldorf
Institut für Medizinische Statistik und Biomathematik
Moorenstr. 5, 4000 Düsseldorf 1

ISBN-13: 978-3-540-16981-9   e-ISBN-13: 978-3-642-82889-8
DOI: 10.1007/978-3-642-82889-8

Softcover reprint of the hardcover 1st edition 1986

<u>Vorwort</u>

Die Entwicklung von Methoden zur Diskriminanzanalyse hat sich
bisher in vier Stufen vollzogen. Am Anfang stand der intuitive
Ansatz von Fisher, der von Welch, Rao und anderen auf eine probabilistische Stufe gehoben wurde. Die Entscheidungstheorie von
Wald brachte schließlich einen theoretischen Abschluß.

Immer wurde bei der Entwicklung von Methoden jedoch eine zugrundeliegende multivariate Normalverteilung vorausgesetzt. Erst sehr
viel später kamen auf der vierten Stufe nicht-parametrische
Diskriminanzanalyseverfahren hinzu.

Heute stehen wir auf der fünften Stufe: der Entwicklung von
Verfahren für gemischte Daten.

In den meisten Anwendungsfällen von Verfahren der Diskriminanzanalyse sind die Merkmale von unterschiedlichem Typus. Quantitative und qualitative Größen treten gemischt auf. Der Bedarf
gerade an Regeln für gemischte Daten ist groß - es gibt jedoch
wenig Ansätze zur Lösung des Problems.

In der vorliegenden Arbeit wird der aus theoretischer Sicht
vielversprechende Ansatz des sogenannten Lokationsmodells aufgegriffen. Im Hinblick auf eine Anwendung in der Medizin wird das
Modell modifiziert. Hierbei kommt insbesondere den sogenannten
adaptiven Schätzern eine gewichtige Rolle zu.

Anhand von Datensäzten aus dem Bereich der Prognose- und Entscheidungsfindung in der Medizin wird das Lokationsmodell dann
mit anderen Verfahren, wie etwa der linearen Diskriminanzanalyse,
verglichen. Großer Wert wird auf eine klare Formulierung gelegt.
In einem eigenen Kapitel werden die grundlegenden Begriffe be-
reitgestellt.

Düsseldorf, im Februar 1986   H.J. Trampisch

<u>Bezeichnungen</u>

1. Allgemeine

$\mathbb{R}$:   Menge der reellen Zahlen
$\mathbb{N}$:   Menge der natürlichen Zahlen

2. Spezielle

(A,X): Zufallsvektor
$x = (x_1,\ldots,x_{m_2}) \in S^{(2)}$: Realisation von X
$a = (a_1,\ldots,a_{m_1}) \in S^{(1)}$: Realisation von A
$m = m_1 + m_2$: Anzahl Merkmale
z_i: Anzahl der Ausprägungen von A_i
$z = \prod\limits_{i=1}^{k_1} z_i$:   Anzahl der Ausprägungen von A

G: Zufallsvariable Gruppe
g: Realisation von G, $g \in \{1,2\}$

π_g: Teilmenge der Grundgesamtheit (g-te Gruppe)

$f_g(a,x)$:   bedingte Dichte von (A,X) (Bedingung G=g)

$h_{ga}(x) \, p_g(a) = f_g(a,x)$: lokale (an a) Darstellung der
                          Dichte $f_g(a,x)$

q_g: a priori Wahrscheinlichkeit von π_g (P(G=g) = q_q)

$D = (D_1,D_2,D_0)$: Zuordnungsregel

$U: (0,1) \rightarrow \{1,2\}$: Randomisierungsvariable

G_D: Schätzfunktion für G

$R_g(D)$: bedingte Wahrscheinlichkeit einer richtigen
          Zuordnung für ein Individuum aus π_g

$R(D)$:   unbedingte Wahrscheinlichkeit für richtige
          Zuordnung

$1 - R(D)$: (tatsächliche) Fehlerrate von D

$D^*=(D_1^*,D_2^*,D_0^*)$: optimale Zuordnungsregel

$1 - R(D^*)$:   optimaler Fehler

S^n: erhärtete Stichprobe vom Umfang n

n_i: Stichprobenumfang der i-ten Gruppe (fest)

N_i: Stichprobenumfang der i-ten Gruppe (Zufallsvariable)

$$\sum_{i=1}^{z} N_i = (\sum_{i=1}^{k} n_i) = n$$

$\hat{D}$: geschätzte (mit S^n) Zuordnungsregel

$1 - E(R(\hat{D}))$: mittlere (für Stichprobenumfang n) Fehlerrate von $\hat{D}$

$1 - r^+$: asymptotische Fehlerrate von $\hat{D}$: $R(\hat{D}) \xrightarrow{st.} r$

$M_n(a)$: relative Zellhäufigkeiten

$C(a)$: Menge der Nächsten-Nachbarn zu a

s_n: Gewichtsfaktor (optimal für Stichprobenumfang)

$\hat{s}_n$: geschätzter Gewichtsfaktor

$\overline{X}(a)$: Mittelwert von X in Zelle $a \in S^{(1)}$

Inhaltsverzeichnis

I.   Einführung in die Problematik

1.1   Diagnosemodelle und Diagnosestrategien

Eine Voraussetzung für die Entwicklung von Diagnosemodellen und
-strategien ist die Existenz von Krankheiten oder Krankheitseinheiten.

Die Deutsche Gesellschaft für Medizinische Dokumentation und
Statistik wählte für ihre Jahrestagung 1972 das Rahmenthema
"Computerunterstützte ärztliche Diagnostik". Mehrere Hauptrefe-
renten (zum Beispiel Gross, 1973, und Leiber, 1973) gingen auf
die Problematik "Krankheitseinheiten - Fiktion oder Realität"
ein. In der vorliegenden Arbeit wird vorausgesetzt, daß in den
Bereichen, wo die vorgestellten Verfahren eingesetzt werden
können, fest vorgegebene Krankheitseinheiten definiert werden
können. Im folgenden werden die Begriffe "Krankheit" und "Krank-
heitseinheit" synonym benutzt.

Verfahren, die aufgrund einer fest vorgegebenen Vorschrift zu
einer Diagnose kommen, werden unter dem Begriff "automatische"
oder "algorithmische" Diagnose zusammengefaßt. Vielfach wird auch
von "Computerdiagnose" gesprochen, da die Verwendung der vorgeschlagenen Methoden an die Benutzung eines Rechners gebunden
ist.
Bei den Verfahren der algorithmischen Diagnostik muß unterschieden werden zwischen den Methoden, die beim Schluß von Symptomen
auf die Krankheit eingesetzt werden können - im folgenden **Diagnosemodelle** genannt - und den **Diagnosestrategien**, durch die
versucht wird, den Prozeß der ärztlichen Entscheidungsfindung
unter Berücksichtigung der zeitlich aufeinanderfolgenden "Ar-
beitsdiagnosen" nachzuvollziehen. Im Rahmen von Diagnosestrategien können Diagnosemodelle an jedem Entscheidungspunkt eingesetzt werden. Insofern bilden sie eine Grundlage für die Entwicklung von Strategien.

Für allgemeine Diagnosestrategien ist auch eine vollkommen andere
Vorgehensweise vorgeschlagen worden, die in der Analyse des
menschlichen Denkens mündet. Hierbei wird nicht an jedem Entscheidungspunkt ein Diagnosemodell eingesetzt, sondern es wird
versucht, den Prozeß des ärztlichen Denkens von dem ersten Kon-
takt mit dem Patienten bis hin zu einer abschließenden Diagnose
zu analysieren und durch Formalisieren einen - auch durch einen

Computer - nachahmbaren Prozeß zu entwickeln. Modellansätze für den Denkprozeß sind hauptsächlich in der Psychiatrie entwickelt worden. So hat Goldberg (1970) den Entscheidungsprozeß von 29 klinischen Psychologen zu modellieren versucht. Grundlage hierfür bildeten die "Minnesota Multiphasic Personality Inventory (MMPI)"-Profile von 861 Patienten. Für den Entscheidungsprozeß jedes Psychologen bis hin zur psychiatrischen Diagnose wurde anhand der vorgelegten Profile ein Modell entwickelt. Über eine erneute Anwendung dieser Idee wird in der Literatur nicht berichtet.

Diagnosestrategien, die von sehr allgemeinen Gruppendiagnosen zur Differentialdiagnose führen und somit den Arzt im Diagnoseprozeß ersetzen können, sind bis heute nicht realisiert worden. Blois (1980) hält sie prinzipiell für nicht realisierbar. Zu vielfältig ist nach seiner Meinung im allgemeinen der Diagnoseprozeß, als daß **medizinisches** und biologisches Verständnis **allein** für eine Beschreibung und somit für eine Nachahmung ausreichen. Hinzu kommt, wie Blois es nennt, das **allgemeine Wissen**, welches durch das Leben in dieser Welt erworben wird. Und nur die Kombination des allgemeinen Wissens mit dem speziellen medizinischen Training kann den Diagnoseprozeß erklären. Mag es noch möglich sein, meint Blois, einem Computer medizinisches Wissen, welches in Form naturwissenschaftlicher Erkenntnisse vorliegt, zu vermitteln, das allgemeine Wissen kann ein Rechner der heutigen Technologie nicht erlernen.

Die in der vorliegenden Arbeit behandelten Verfahren sind keine Diagnosestrategien, sondern können lediglich bei dem Schluß von Symptomen auf eine Krankheit eingesetzt werden; sie sind Entscheidungsalgorithmen. Auf dieser Stufe sind das Diagnose- und Prognoseproblem aus methodischer Sicht eng verwandt. Beschränkt man die Prognose auf wenige Möglichkeiten (im Extremfall auf "gut" und"schlecht"), so sind die Probleme sogar äquivalent und mit den gleichen statistischen Verfahren - den Methoden der **Diskriminanzanalyse** - behandelbar. Auf Methoden, welche auf die Vorhersage einer stetigen Größe, wie der Überlebenszeit oder der Zeit bis zum Auftreten eines Rezidivs abzielen, wird in dieser Arbeit nicht eingegangen.

Die Beschränkung auf eine einmalige Entscheidung für eine Diagnose bei diesen Verfahren impliziert, daß die Krankheit als etwas statisch Erfaßbares unterstellt wird. Damit ist eine sinnvolle Anwendbarkeit der Verfahren von vornherein auf enge diag-

nostische Fragestellungen, wie sie im Bereich der Differentialdiagnose auftreten, eingeschränkt. In solchen engen Spezial-
gebieten überwiegt bei der Entscheidungsfindung das medizinische
gegenüber dem allgemeinen Wissen. Der Einsatz statistischer
Methoden scheint möglich und sinnvoll zu sein. Hier gibt es dann
auch Berichte über den nutzbringenden Routineeinsatz von Diagnoseverfahren, im deutschsprachigen Bereich unter anderem von
Thurmayr et al. (1976).

Diskriminanzanalyseverfahren finden ebenfalls im Bereich der Prognose Anwendung. Die Datensätze, die bei kontrollierten klinischen Therapieversuchen erhoben werden, sind in geradezu idealer
Weise geeignet, Fragen, die über eine allgemeine Überlegenheit
einer Therapie hinaus auf die individuelle Therapieindikation
hinzielen, mit Verfahren der Diskriminanzanalyse anzugehen.

Will man qualitative Größen (etwa Symptome, Geschlecht, Therapie)
und quantitative Meßwerte (etwa Alter, Gewicht, Laborwerte) für
eine Entscheidungsfindung einbeziehen, so spricht man aus methodischer Sicht von **gemischten Daten**. Für die Entwicklung von
Zuordnungsregeln bereitet dies Probleme. So schreiben Goldstein
und Dillon (1978) in einem Standardwerk über Diskriminanzanalyse:
"Classification procedures that consider the problem of joining
both continuous and discrete techniques to effect a rule for
classification have only recently received attention in the
literature; however, it is an area of investigation worth of
much additonal study". Goldstein und Dillon gehen lediglich auf
5 Seiten ihres 186-seitigen Buches auf das Problem der gemischten
Daten ein.

Gerade in der Medizin liegen jedoch fast ausschließlich gemischte
Daten vor. Fast immer werden Alter und Geschlecht bei der Suche
nach prognostischen oder differentialdiagnostischen Merkmalen in
Betracht gezogen, womit ein Problem mit gemischten Daten entsteht. Alle bisher verwendeten Diagnose- und Prognosemodelle
besitzen den Nachteil, daß sie entweder für Meßwerte, wie die
lineare Diskriminanzfunktion, oder für rein qualitative Daten,
wie die **Multinomial-Regel**, entwickelt wurden und auch nur dort
Optimalitätseigenschaften besitzen. Erst seit wenigen Jahren
werden in der methodisch orientierten Literatur intensiv Ansätze
für Verfahren mit gemischten Daten beschrieben. Eine neuere
Übersicht hierzu wird von Vlachonikolis et al. (1982) gegeben.

Qualitative und stetige Merkmale gleichzeitig unter Ausschöpfung der vollen Information verwenden zu wollen, scheint aus theoretischer Sicht mit dem ursprünglich von Olkin und Tate (1961) eingeführten **Lokationsmodell** besonders gut möglich zu sein. Der große Nachteil für die Anwendung des Lokationsmodells besteht in der Vielzahl der zu schätzenden Parameter. Hierdurch erscheint es erforderlich, für praktische Anwendungen unrealistisch große Stichprobenumfänge zur Verfügung zu haben. Daher ist zu verstehen, daß ein aus theoretischer Sicht guter Ansatz bei praktischen Anwendungen bisher keine Verwendung findet. Einen Ausweg aus diesem Dilemma könnten die seit 1981 eingeführten **adaptiven Schätzer** (Wang und van Ryzin, 1981, sowie Hall, 1981a) erbringen.

Ziel der vorliegenden Arbeit ist es, das Konzept der adaptiven Parameterschätzung mit dem Lokationsmodell zu verbinden und anhand konkreter medizinischer Datensätze, die damit erreichbaren Ergebnisse mit denen der bisher verwendeten Verfahren zu vergleichen.

1.1.1   Einteilung der Diagnosemodelle

Diagnosemodelle sind nach der in 1.1. festgelegten Begriffsab-
grenzung als Entscheidungsalgorithmen anzusehen, bei denen das
Finden der Diagnose einen einmaligen - nicht zeitabhängigen -
Prozeß darstellt. Läßt man die Modelle zur Beschreibung des
Denkprozesses unberücksichtigt, so ergibt sich für die Diagnose-
modelle folgende mögliche Einteilung:

1. Modelle, die eine Entscheidung erklären
   (physiologische Modelle),

2. Modelle, die auf Symptom-Krankheits-Beziehungen basieren
   (beschreibende Modelle),
   2.1   deterministische Modelle
   2.2   stochastische Modelle.

Die beiden Modellgruppen 1. erklärende Modelle und 2. beschrei-
bende Modelle unterscheiden sich vom Ansatz her grundlegend.
Durch eine detaillierte Beschreibung der physiologischen Vorgänge
zu einem Erkennen von Krankheitszuständen aufgrund pathologischer
Veränderungen zu gelangen, bietet neben dem "Verstehen" einer
Krankheit auch den Vorteil, als Lernmodell dienen zu können. Als
Beispiel sei das heuristische Modell von Lively et al. (1973) zum
Bilirubinfluß genannt (Abbildung 1.1).

Die Verwendung von erklärenden Modellen ist an die genaue Kenntnis des physiologischen Ablaufs geknüpft. Abgesehen davon, daß
derart genaue Kenntnisse nur selten verfügbar sind, müssen bei
der Abbildung der Realität auf das Modell meist Vereinfachungen
vorgenommen werden, um überhaupt praktikabel zu sein. Auch ist
die Anwendung erklärender Modelle auf sehr enge Teilgebiete
beschränkt. Ansätze, auch einfachste Organismen mit Hilfe solcher
Modelle zu erklären, wurden bisher nicht bis zu einer breiten
Anwendung hin entwickelt. Selbst bei der Klassifizierung von
Bakterien werden fast ausschließlich beschreibende Modelle verwendet (Sneath und Sokal, 1973).

Bei den beschreibenden Modellen ist die genaue Kenntnis der
physiologischen Vorgänge nicht notwendig. Diese Modelle nutzen
lediglich die bezüglich einer Krankheit vorliegende Information
über deren Symptomatik aus, um hierüber eine Verknüpfung zur
Diagnose herzustellen. Das Modellieren bezieht sich auf den
Ablauf der Verknüpfung. Diese Modelle können nicht als Lernmodell
benutzt werden, obwohl aufgrund der Merkmalsgewichtung für die

<u>Abbildung 1.1:</u>

Ablaufdiagramm zur Diagnose von Hepatitis und Gallengangs-
atresie beim Neugeborenen (nach Liveley et al., 1973).

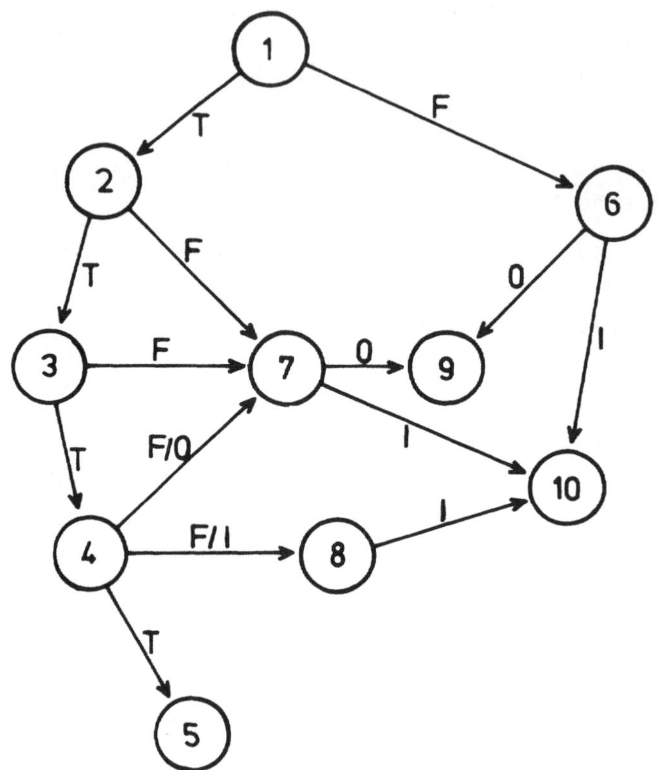

T	Weg bei normaler Funktion
F	Weg bei nichtnormaler Funktion
0	Übergang zu Hepatitis
I	Übergang zu Atresie

Knoten	Prozeß beziehungsweise Zustand
1	Umwandlung von konjugiertem in unkonjugiertes Bilirubin
2	Zellsekretion von Bilirubin in die canaliculi
3	Bilirubinfluß durch die intrahepatischen Gallengänge
4	Bilirubinabfluß durch die extrahepatischen Gallengänge
5	Normale Funktion
6	Hoher Spiegel von unkonjugiertem Bilirubin im Blut
7 und 8	Hoher Spiegel von konjugiertem Bilirubin im Blut
9	Hepatitis
10	Atresie

Diagnose Spekulationen über die Ätiologie der Erkrankung möglich sind. Sicherlich muß man die beschreibenden Modelle als Modelle zweiter Wahl ansehen. Sie dienen als Notbehelf, wenn physiologische Modelle nicht bekannt oder nicht praktikabel sind. In dem Gebiet zwischen vollkommener Unkenntnis und vollkommener Kenntnis können beschreibende Modelle jedoch ein wertvolles Instrument darstellen.

Die deterministischen Modelle (2.1) basieren auf der **Symptom-Krankheits-Matrix**, in der zu jedem Symptomkomplex alle möglichen Krankheiten aufgeführt werden. In Tabelle 1.1 ist die Symptom-Krankheits-Matrix für den Fall dargestellt, daß m Symptome betrachtet werden, die jeweils nur zwei Werte annehmen können. Deterministische Diagnoseverfahren werden in neuerer Zeit in der Literatur zwar beschrieben (Weidtman, 1971), besitzen aber wohl lediglich bei selten auftretenden Krankheiten eine Bedeutung (Leiber und Olbrich, 1972).

In der Symptom-Krankheits-Matrix erhalten alle Symptome das gleiche Gewicht. Für jede Symptomkombination erhält man eine Auflistung aller möglichen Krankheiten ohne Wahrscheinlichkeitsangaben für jede Krankheit. Gibt man einzelnen Symptomen bei verschiedenen Krankheiten zum Beispiel aufgrund des ärztlichen Urteils verschiedene Gewichte, so ergeben sich **probabilistische Verfahren**: Hiermit kann man beim Vorliegen einer Symptomkombination die Angabe einer a posteriori Wahrscheinlichkeit für jede Krankheit erhalten. Ersetzt man die subjektiven Gewichte durch Größen wie Sensitivität und Spezifität, so erhält man probabilistische Verfahren mit objektiven Gewichten. Alle in der vorliegenden Arbeit behandelten Methoden gehören der letztgenannten Gruppe an.

<u>Tabelle 1.1:</u>   Symptom-Krankheits-Matrix
                    (nach Jesdinsky, 1973)

	1	2	...	i	...	z
S_1	s_{11}	s_{21}	...	s_{i1}	...	s_{z1}
S_2	s_{12}	s_{22}	...	s_{i2}	...	s_{z2}
.						
.						
.						
S_m	s_{1m}	s_{2m}	...	s_{im}	...	s_{zm}
K_1	k_{11}	k_{21}	...	k_{i1}	...	k_{z1}
K_2	k_{12}	k_{22}	...	k_{i2}	...	k_{z2}
.						
.						
.						
K_n	k_{1n}	k_{2n}	...	k_{in}	...	k_{zn}

Es bedeuten: $K_1, \ldots, K_n$ Krankheiten

$S_1, \ldots, S_m$ Symptome

$z \leq 2^m$ Anzahl möglicher Symptomkombinationen

$(s_{in}, \ldots, s_{im})$ die i-te Symptomkombination

Es ist

$$
k_{ij} = \begin{cases} 1, & \text{wenn bei Krankheit } K_j \text{ die i-te} \\ & \text{Symptomkombination vorliegen kann} \\ 0 & \text{sonst} \end{cases}
$$

1.1.2   Historische Entwicklung der Diskriminanzanalyse

In den ersten Arbeiten wurde das Klassifikationsproblem nicht
exakt formuliert und häufig mit dem Problem des Testens auf
Gleichheit zweier Verteilungen vermischt. Die erste, die über ein
Divergenzmaß, genannt "Coefficient of racial likeness" (CRL)
publizierte, war Tildesley (1921). Die grundlegenden Arbeiten
wurden später von Pearson (1926) veröffentlicht. Dieser Koef-
fizient wurde von Morant (1928) und Mahalanobis (1930) modifiziert.

Die erste klare Problemstellung und eine Lösung hierzu gab
Fisher(1936). Seine Ideen erschienen bereits früher in Arbeiten
von Barnard (1935) und Martin (1936). Eine exakte Lösung des
theoretischen Problems wurde dann von Welch (1939) gegeben,
welche aufgrund der fundamentalen Arbeiten von Neyman und Pearson
(1933, 1936) möglich war. Später haben sich dann Wald (1944), von
Mises (1945) und Rao (1947) vor allem mit dem Zwei-Gruppen-Pro-
blem unter der Voraussetzung einer Multinormalverteilung beschäf-
tigt.

Eine richtungsweisende Arbeit wurde von Fix und Hodges (1951)
veröffentlicht, in der erstmals ein nichtparametrisches Diskriminanzanalyseverfahren für stetige Merkmale vorgeschlagen und
seine Konsistenz unter allgemeinen Bedingungen bewiesen wurde.
Seither wurden zahlreiche derartige Verfahren publiziert. Eine
Übersicht über diese Methoden hat Victor (1976) gegeben.

Etwas später wurden spezielle Regeln für qualitative Zufallsvariablen entwickelt. Eine Grundlage hierzu bildete die Arbeit von
Birch (1963), in der das Log-lineare-Modell für qualitative Zu-
fallsvariablen eingeführt wurde. Andere Autoren (unter anderem
Victor et al. (1974)) haben andere Reparametrisierungen vorge-
schlagen. Schließlich wurden noch Verfahren vorgeschlagen, die im
Prinzip auf die Ideen von Fix und Hodges sowie Parzen (1962)
zurückgehen, und die Methoden, die ursprünglich für stetige
Merkmale entwickelt wurden, für den qualitativen Fall übernahmen
(Hills, 1967 sowie Aitchison und Aitken, 1976). Eine neuere
Übersicht hierüber hat Hall (1981b) gegeben.

Die ersten, die das Problem der gemischten Daten bei der Diskriminanzanalyse behandelten, waren Day und Kerridge (1967). Das
in dieser Arbeit vorgeschlagene Modell wird später von Anderson
(1972) unter dem Namen "Logistic Discrimination" übernommen.

Als wesentlich neue Idee wird von Krzanowski (1975, 1980) dann
die Benutzung des Lokationsmodells vorgeschlagen, welches von
Olkin und Tate (1961) eingeführt wurde. Tate (1954) hatte bereits
den Spezialfall einer stetigen und einer diskreten Variablen
behandelt. Die erste Arbeit, in der das Lokationsmodell für die
Diskriminanzanalyse vorgeschlagen wird, stammt von Chang und
Afifi (1974), die den Spezialfall einer binären, gemischt mit
mehreren stetigen, multinormalverteilten Zufallsvariablen behandelten.

1.1.3   Anwendungen der Diskriminanzanalyse in der Medizin

Der Einsatz mathematischer Modelle für die ärztliche Diagnose hat seit der Verfügung über leistungsfähige Rechenanlagen einen grossen Aufschwung genommen. Nach einer Phase der überspannten Erwartungen folgte notwendig eine Ernüchterung. Die Ursachen hierfür sind teils in der Schwierigkeit, allgemein akzeptierte Definitionen der Symptome zu finden, teils rühren sie von den oft unrealistischen Voraussetzungen her, welche die zugrundeliegenden Modelle beinhalten. In einer Übersicht verweisen Rogers et al. (1978) auf 58 Arbeiten, in denen über Entwicklung und Erprobung von Diagnosemodellen berichtet wird. Hierbei ist zu berücksichtigen, daß Diagnosemodelle für ein spezielles Problem meist nur für eine sehr beschränkte Zeit sinnvoll eingesetzt werden können, da häufig durch eine Verbesserung der diagnostischen Hilfsmittel diese Verfahren überflüssig werden. So berichten zum Beispiel Reale et al. (1968) über den erfolgversprechenden Einsatz eines Diskriminanzanalyseverfahrens zur Differentialdiagnose bei angeborenen Herzfehlern aufgrund klinischer und anamnestischer Merkmale. Nach der Einführung der mehrdimensionalen Echokardiographie und der Verbesserung der invasiven diagnostischen Möglichkeiten ist heute die Stellung dieser Differentialdiagnose ohne großes Risiko möglich, womit der Einsatz mathematisch-statistischer Methoden für dieses Gebiet überflüssig wird.

Sucht man nach Anwendungen der Diskriminanzanalyse in der Medizin, so stößt man bei Durchsicht der Literatur auf zahlreiche Hinweise auf die Verwendung dieser Methoden. Bei Durchsicht der Arbeiten stellt man fest, daß diese Berichte fast ausschließlich die **Entwicklung** von Zuordnungsregeln und nicht deren **Erprobung** behandeln.

Daneben stößt man nicht selten auf Mängel bei der sachgerechten Anwendung dieser Verfahren, was dann meist zu einer zu optimistischen Einschätzung der Ergebnisse führt. Auf diesen Aspekt, der mißbräuchlichen Anwendung von statistischen Methoden im Bereich der Differentialdiagnose und Prognose, haben kürzlich Trampisch et al. (1982) hingewiesen. Sicherlich ist dies eine der Ursachen für die häufig sehr negative Meinung zu Diagnose- und Prognosemodellen. Wir werden in dieser Arbeit auf die Frage des adäquaten und korrekten Einsatzes der statistischen Verfahren auf ein konkretes Problem nicht eingehen. Wir sind uns allerdings im

klaren darüber, daß zwischen der Bereitstellung einer Methode und
deren sinnvoller praktischer Verwendung nicht unbedeutende Probleme zu überwinden sind. In der vorliegenden Arbeit werden
ausschließlich methodische Grundlagen behandelt.

Daß sinnvolle Anwendungen möglich sind, soll mit Tabelle 1.2
demonstriert werden. Dort sind einige Anwendungen zusammengefaßt,
die alle die folgenden drei Voraussetzungen erfüllen:

1. Die Entwicklung der Diagnoseregel und die Prüfung müssen an
   verschiedenen Datensätzen durchgeführt worden sein, den sogenannten Lern- und Teststichproben;

2. Die Krankheit muß aufgrund eines sicheren "Kriteriums"
   (zum Beispiel einer Autopsie) feststellbar sein;

3. Neben der Angabe des Anteils der mit der Diagnoseregel richtig getroffenen Diagnosen muß auch eine vergleichende Angabe
   über den Anteil der von auf diesem Gebiet erfahrenen Ärzten
   an demselben Material richtig getroffenen Diagnosen vorhanden sein.

Anwendungen, die insbesondere das erste Kriterium nicht erfüllen,
sind besonders zahlreich zu verzeichnen.

Unter den aufgeführten Arbeiten sei besonders das Diagnosemodell
von de Dombal et al. (1974) erwähnt, dessen Tauglichkeit an
mehreren Notaufnahmestationen überprüft wurde.

Tabelle 1.2: Anwendungen von Diagnosemodellen

Autor	Krankheits-einheit	Außenkriterium	benutzte Information	Anzahl Diagnosen	Stichproben-umfang		Richtigkeit der Diagnose	
					Lern- stichprobe	Test-	Kliniker	Modell
Reale et al. (1968)	angeborene Herzfehler	Autopsie, Herzkatheter-untersuchung	46 Symptome, Röntgenbild d. Herzens	94	1184	125	74%	60%
Leaper et al. (1972)	Bauch-schmerzen	operative Befunde	nicht berichtet	8	600	472	80%	91%
de Dombal et al. (1974)	akute Bauch-schmerzen	operative Befunde	nicht berichtet	8	?*)	552	81%	92%
Stern et al. (1974)	Gelbsucht	Biopsie, Autopsie Laparatomie	verfügbare Information innerh. der ersten 48 Stdn nach Einweisung	6	309	20	45-60%	70%
Thurmayr et al. (1975)	Pankreas-erkrankung	operative Befunde, Langzeitbeo-bachtung	Pankreas-funktions-test u. La-borwerte	2	296	58	92%	90%

*) Lernstichprobe wahrscheinlich von Leaper et al. (1972)

2.1   Motivation für die Verwendung des mathematischen Modells

Wir wollen zunächst den Ablauf der Datenerhebung beschreiben, der
zur Anwendung von Verfahren der Diskriminanzanalyse führt. Anschließend werden wir hierfür ein mathematisches Modell angeben,
welches wir dann in der gesamten weiteren Arbeit als Grundlage
verwenden werden.

An n Individuen aus einer Grundgesamtheit werden $m + m'$ Merkmale
erhoben. Es wird vorausgesetzt, daß diese Individuen mit Hilfe
aller Merkmale in zwei oder mehrere, sich nicht überlappende
Gruppen einteilbar sind. Dies können die durch eine Differentialdiagnose erzeugten Patientengruppen oder Gruppen von Patienten
mit unterschiedlicher Prognose sein. Von den erhobenen Merkmalen
seien $m_1 + m_1'$ ($m_1 \leq m$, $m_1' \leq m'$) Merkmale qualitativ oder diskret,
die restlichen $m_2 + m_2'$ ($m_2 = m - m_1$, $m_2' = m' - m_1'$) stetig. Jedem dieser Individuen kann folgender Merkmalsvektor zugeordnet
werden:

$$(a,x,a',x',g) = (a_1,\ldots,a_{m_1},x_1,\ldots,x_{m_2},a_1',\ldots,a_{m_1}',$$
$$x_1',\ldots,x_{m_2}',g)$$

Die Merkmale a und a' sind qualitative Größen (Symptome), die
Merkmale x und x' quantitative (Meßwerte). Das Merkmal g bezeichnet die Gruppe, der das Indiviuum aufgrund der $m + m'$ erhobenen
Merkmale zugeteilt wird. An allen folgenden Individuen
$(n+1,n+2,\ldots)$ wird nun lediglich ein reduzierter Merkmalsvektor

$$(a,x) = (a_1,\ldots,a_{m_1},x_1,\ldots,x_{m_2})$$

erhoben. Die Festlegung der Gruppe g ist nun möglicherweise nicht
mehr fehlerfrei möglich.

Ziel der Datenerhebung ist es, aufgrund der durch die n Individuen erhaltenen Information die Entscheidung für die Gruppenzugehörigkeit für jedes der folgenden Individuen so vorzunehmen,
daß Fehlklassifikationen möglichst selten sind.

Es gibt zwei Ursachen, weshalb eine vollständige Erhebung aller
$m + m'$ Merkmale, mit denen eine sichere Gruppeneinteilung möglich

wäre, häufig nicht durchführbar ist. Zum einen können Kosten-
oder Risikoüberlegungen dazu führen, auf eine sichere Gruppeneinteilung zu verzichten (zum Beispiel zur Abklärung einer Herzer-
krankung durch Herzkatheterisierung). Zum anderen kann es erst
nach einer gewissen Zeit möglich sein, die restlichen m' Merkmale
zu erheben (zum Beispiel bei der Beurteilung der Prognose).

2.2 Festlegung des mathematischen Modells

In diesem Abschnitt werden wir das mathematische Modell festlegen, welches den in 1.1. beschriebenen Prozeß der Datenerhebung und das damit verfolgte Ziel beschreibt. Hierzu beschränken wir zunächst die möglichen Werte des Merkmalsvektors und setzen voraus:

$$a = (a_1, \ldots, a_{m_1}) \in S^{(1)}$$

$$x = (x_1, \ldots, x_{m_2}) \in S^{(2)} = \mathbb{R}^{m_2}$$

$$a' = (a'_1, \ldots, a'_{m'_2}) \in S^{(3)}$$

$$x' = (x'_1, \ldots, x'_{m'_2}) \in S^{(4)} = \mathbb{R}^{m'_2}$$

wobei mit

$$S^{(1)} = S_1^{(1)} \times \ldots \times S_{m_1}^{(1)} \quad S_\nu^{(1)} = \{1, \ldots, z_\nu\} \subset \mathbb{N}$$

und

$$S^{(3)} = S_1^{(3)} \times \ldots \times S_{m'_1}^{(3)} \quad S_\nu^{(3)} = \{1, \ldots, z'_\nu\} \subset \mathbb{N}$$

eine Codierung der qualitativen Merkmale und eine endliche Anzahl von Ausprägungen (z_i) der diskreten Merkmale festgelegt wird.

Mit

$$z = \prod_{\nu=1}^{m_1} z_\nu$$

bezeichnen wir die Anzahl der Elemente von $S^{(1)}$.

Mit dem Merkmalsvektor (a, x, a', x') ist für jedes Individuum seine Gruppenzugehörigkeit g festlegbar.

Wir setzen voraus, daß $g \in \{1,2\}$ erfüllt ist, also nur zwei Gruppen vorhanden sind. Eine Darstellung für den mehr als zwei Gruppenfall bringt lediglich eine erhebliche Ausweitung des Schreibaufwandes mit sich, ohne daß dabei prinzipielle Schwierigkeiten für eine Verallgemeinerung auftreten. Alle in der vorliegenden Arbeit behandelten Methoden sind auf den Fall von mehr als zwei Gruppen verallgemeinerbar.

Der vollständige Merkmalsvektor eines Individuums (a,x,a',x',g) wird als Realisation einer Zufallsvariablen (A,X,A',X',G) betrachtet mit Realisationen in

$$S^{(1)} \times S^{(2)} \times S^{(3)} \times S^{(4)} \times \{1,2\} \quad .$$

Wir sagen, das Individuum gehört der Gruppe π_g an, falls die Zufallsvariable G den Wert g besitzt.

Die bedingten (gemischten) Dichten $f_g(a,x)$ der Zufallsvariablen (A,X) (Bedingung $G=g$) existieren immer. Diese Dichten können in jeder Gruppe mit Hilfe der in der Zelle $a \in S^{(1)}$ bedingten (stetigen) Dichten $h_{ga}(x)$ und der Zellwahrscheinlichkeiten $p_g(a)$ als Produkt aus rein stetigen und rein diskreten Dichten dargestellt werden:

$$f_g(a,x) = h_{ga}(x)\, p_g(a) \ , \ (a,x) \in S^{(1)} \times S^{(2)}, \ g \in \{1,2\} \quad (2.1)$$

Diese Faktorisierung bildet die Grundlage für das Lokationsmodell.

Neben den bedingten Dichten sind für die Konstruktion von Zuordnungsregeln die a priori Wahrscheinlichkeiten q_g $(g = 1,2)$ der beiden Gruppen von Bedeutung:

$$q_g = P(G=g).$$

Wir setzen im folgenden voraus, daß

$$q_g > 0 \quad (j = 1,2)$$

erfüllt ist.

Mit Hilfe der bedingten Dichten und der a priori Wahrscheinlichkeiten sind mit einem verallgemeinerten Neyman-Pearson-Lemma immer optimale Zuordnungsregeln angebbar.

2.3   Optimale Zuordnungsregeln

Eine <u>Zuordnungsregel</u> ist eine Partition von $S^{(1)} \times S^{(2)}$ in drei
Teilmengen:

$$D = (D_1, D_2, D_0),$$

die zusammen mit einer auf $(0,1)$ gleichverteilten Randomisie-
rungsvariablen $U: (0,1) \to \{1,2\}$ eine Schätzfunktion G_D der Grup-
penvariablen G festlegt, $G_D: S^{(1)} \times S^{(2)} \times (0,1) \to \{1,2\}$.

$$G_D(a,x,u) = j \quad \text{für } (a,x) \quad D_j , \quad j = 1,2$$
$$G_D(a,x,u) = 1 \quad \text{für } (a,x) \quad D_0 \text{ und } u \geqq 0.5 \qquad\qquad (2.2)$$
$$G_D(a,x,u) = 2 \quad \text{für } (a,x) \quad D_0 \text{ und } u < 0.5.$$

Diese Einführung der Zuordnungsregel ist in der Literatur über
Diskriminanzanalyse unüblich. Dort werden meist nicht-randomisierte Entscheidungsfunktionen betrachtet. Für die Konstruktion
optimaler Zuordnungsregeln kann auf randomisierte Regeln verzichtet werden, da bereits nicht-randomisierte Entscheidungsfunktionen Optimalitätseigenschaften besitzen. Dies bedeutet, daß die
Festlegung der Schätzfunktion G_D in (2.2.) für $x \in D_0$ ohne Einschränkung von Optimalitätsaussagen vorgenommen werden kann.
Beschränkt man jedoch die Klasse der möglichen Zuordnungsregeln,
zum Beispiel durch Restriktionen an die zugrundeliegenden Verteilungen, so ist sowohl für asymptotische wie auch Vergleiche
bei endlichen Stichproben die Benutzung randomisierter Zuordnungsregeln unerläßlich.

Es sei Δ die Menge aller Zuordnungsregeln, P_g $(g = 1,2)$ seien die
entsprechenden Wahrscheinlichkeitsmaße der Dichten f_g. Für $D \in \Delta$
bezeichnen wir mit

$$R_1(D) = P_1(D_1) + 0.5\, P_1(D_0)$$

die bedingte Wahrscheinlichkeit, mit D unter der Bedingung $G = 1$
eine richtige Zuordnung $(G_D=1)$ zu treffen (Anteil aus der Gruppe
π_1 mit D richtig zugeordneter Individuen).

Entsprechend bezeichnen wir mit

$$R_2(D) = P_2(D_2) + 0.5\, P_2(D_0)$$

die bedingte Wahrscheinlichkeit, mit D unter der Bedingung $G = 2$
eine richtige Zuordnung $(G_D=2)$ zu treffen (Anteil mit der Regel D
aus der Gruppe π_2 richtig zugeordneter Individuen).

Betrachtet man nur eine Krankheit und will man Patienten mit dieser Krankheit (π_1) von Gesunden (π_2) erkennen, so heißen $R_1(D)$ und $R_2(D)$ Sensitivität beziehungsweise Spezifität von D. Dann ist $R_1(D)$ der Anteil der richtig erkannten Kranken, und $R_2(D)$ der Anteil der richtig erkannten Gesunden.

Für die Bestimmung von $R_1(D)$ und $R_2(D)$ betrachten wir die Mengen D_j (j = 1,2,0) in jeder Zelle $a \in S^{(1)}$ der Kontingenztafel und führen Mengen $D_j(a) \subset S^{(2)}$ ein:

$$D_j(a) = \{x \in S^{(2)} : (a,x) \in D_j\} \qquad j = 1,2,0.$$

Für $R_1(D)$ erhält man:

$$R_1(D) = \sum_{a \in S^{(1)}} P_1(a) \left(\int_{D_1(a)} h_{1a}(x)dx + 0.5 \int_{D_0(a)} h_{1a}(x)dx \right). \qquad (2.3)$$

Entsprechend berechnet sich $R_2(D)$ durch:

$$R_2(D) = \sum_{a \in S^{(1)}} P_2(a) \left(\int_{D_2(a)} h_{2a}(x)dx + 0.5 \int_{D_0(a)} h_{2a}(x)dx \right). \qquad (2.4)$$

Bei der Definition von optimalen Zuordnungsregeln können die Fehlentscheidungen unterschiedlich durch Einführung von Kosten gewichtet werden. Alle in den folgenden Kapiteln betrachteten Verfahren können auf diesen Fall verallgemeinert werden. Hierdurch entstehen aus methodischer Sicht keine weiteren Probleme.

Im folgenden wird jedoch lediglich ein Optimalitätsbegriff verwendet. Es sei

$$R(D) = q_1 R_1(D) + q_2 R_2(D) \qquad (2.5)$$

die (unbedingte) Wahrscheinlichkeit, mit D eine richtige Zuordnung zu treffen. R(D) heißt <u>Wahrscheinlichkeit</u> <u>für</u> <u>eine</u> <u>richtige</u> <u>Zuordnung</u> mit D (Anteil insgesamt richtig zugeordneter Individuen). Die Wahrscheinlichkeit F(D), mit D eine falsche Zuordnung zu treffen, heißt (tatsächliche) <u>Fehlerrate</u> von D. Es ist $F(D) = 1 - R(D)$.

Eine Zuordnungsregel $D^* \in \Delta$ soll <u>optimal</u> heißen, wenn gilt:

$$R(D^*) = \max_{D \in \Delta} R(D) \ ,$$

d.h. die Wahrscheinlichkeit für eine richtige Zuordnung maximal
ist.

Eine in diesem Sinne optimale Zuordnungsregel existiert immer
(Welch, 1939). Eine mögliche optimale Zuordnungsregel
$D^* = (D_1^*, D_2^*, D_0^*)$ ist gegeben durch:

$$D_1^* = \{(a,x) \in S^{(1)} \times S^{(2)} : q_1 p_1(a) h_{1a}(x) > q_2 p_2(a) h_{2a}(x)\}$$

$$D_2^* = \{(a,x) \in S^{(1)} \times S^{(2)} : q_1 p_1(a) h_{1a}(x) < q_2 p_2(a) h_{2a}(x)\} \quad (2.6)$$

$$D_0^* = \{(a,x) \in S^{(1)} \times S^{(2)} : q_1 p_1(a) h_{1a}(x) = q_2 p_2(a) h_{2a}(x)\}$$

Die Zuordnungsregel D^* läßt sich auch mit den (gemischten) Dichten $f_g(a,x)$ ausdrücken:

$$D_1^* = \{(a,x) \in S^{(1)} \times S^{(2)} : q_1 f_1(a,x) > q_2 f_2(a,x)\}$$

$$D_2^* = \{(a,x) \in S^{(1)} \times S^{(2)} : q_1 f_1(a,x) < q_2 f_2(a,x)\} \quad (2.7)$$

$$D_0^* = \{(a,x) \in S^{(1)} \times S^{(2)} : q_1 f_1(a,x) = q_2 f_2(a,x)\}$$

Jede Zuordnungsregel, bei der Punkte $(a,x) \in D_0^*$ beliebig auf D_1
oder D_2 verteilt werden, ist wieder eine optimale Zuordnungsregel. Somit existiert immer eine nicht randomisierte optimale Zuordnungsregel.

Mit (2.6) oder (2.7) ist das Zuordnungsproblem für gemischte
Daten theoretisch gelöst. Die Angabe einer optimalen Regel D^* ist
bei bekannten Dichten und a priori Wahrscheinlichkeiten immer
möglich.

2.4 Geschätzte Zuordnungsregeln

In praktischen Anwendungen sind die in (2.6) benötigten Dichten und Wahrscheinlichkeiten nie bekannt. Sie müssen aus einer Stichprobe geschätzt werden. Das übliche Vorgehen besteht darin, alle in (2.6) benötigten Dichten und Wahrscheinlichkeiten aus einer Stichprobe zu schätzen und diese anstelle der tatsächlichen Dichten und Wahrscheinlichkeiten gemäß (2.6) zur Konstruktion einer Zuordnungsregel zu verwenden. Derartige Zuordnungsregeln heißen "Einsetz-Regeln" (plug-in-Regeln). Wir werden auf diese "Einsetz-Regeln" im Abschnitt über konsistente Zuordnungsregeln zurückkommen. Zunächst führen wir einige weitere Bezeichnungen für geschätzte Zuordnungsregeln ein.

Wir bezeichnen n unabhängige (identisch verteilte) Realisationen $((a,x,a',x',g)^1,...,(a,x,a',x',g)^n)$ der Zufallsvariablen (A,X,A',X',G) als eine erhärtete Stichprobe S^n vom Umfang n.

Eine geschätzte Zuordnungsregel $\hat{D}^n$ legt für jede erhärtete Stichprobe S^n eine Partition $\hat{D}^n = (\hat{D}_1^n, \hat{D}_2^n, \hat{D}_0^n)$ von $S^{(1)} \times S^{(2)}$ fest. Durch $G_{\hat{D}^n}$ ist dann eine Schätzfunktion von G gegeben. Es sei an dieser Stelle darauf hingewiesen, daß durch "^" immer eine Abhängigkeit von den Stichprobenwerten symbolisiert wird. Wir werden das Symbol n für die zusätzliche Bezeichnung des Stichprobenumfangs daher meist unterdrücken. Im allgemeinen werden geschätzte Zuordnungsregeln $\hat{D}$ dadurch entstehen, daß in (2.6) bzw. (2.7) die bedingten Dichten durch geschätzte Dichten ersetzt werden.

Da D durch Werte von Zufallsvariablen festgelegt ist, wird die Wahrscheinlichkeit für eine richtige Zuordnung $R(\hat{D})$ ebenfalls zu einer Zufallsvariablen. Ihr Erwartungswert $E(R(\hat{D}))$ heißt mittlere Wahrscheinlichkeit für eine richtige Zuordnung mit $\hat{D}$ (für den Stichprobenumfang n). Entsprechend heißt $E(F(\hat{D})) = 1 - E(R(\hat{D}))$ mittlere Fehlerrate von $\hat{D}$.

Die mittlere Wahrscheinlichkeit für eine richtige Zuordnung ist das wichtigste Gütemaß zum Vergleich von geschätzten Zuordnungsregeln bei endlichen Stichprobenumfängen. Meist läßt sie sich nicht exakt berechnen, so daß asymptotische Entwicklungen, wie zum Beispiel die von McLachlan (1974) für die lineare Diskriminanzfunktion, oder Monte Carlo Versuche, für einen Vergleich benutzt werden müssen. Lediglich für die Multinomial-Regel wurde eine exakte Berechnung von $E(R(\hat{D}))$ von Trampisch (1981) gegeben.

2.5 Konsistente Zuordnungsregeln

Die folgende Definition der Konsistenz von Folgen geschätzter
Zuordnungsregeln wurde von van Ryzin (1966) gegeben.

Eine geschätzte Zuordnungsregel $\hat{D}^n$ (oder besser eine Folge geschätzter Zuordnungsregeln $(\hat{D}^n)_{n=1}^{\infty}$) heißt schwach bzw. stark
konsistent (bei van Ryzin "Bayes risk consistent"), wenn gilt

$$R(\hat{D}^n) \xrightarrow{\text{st.}} R(D^*) \quad (n \to \infty) \tag{2.8}$$

bzw.

$$R(\hat{D}^n) \to R(D^*) \quad (n \to \infty) \text{ m. Wkt. 1} \tag{2.9}$$

Im folgenden werden wir von konsistenten Zuordnungsregeln sprechen und meinen damit immer eine konsistente Folge von Zuordnungsregeln. Für jeden Stichprobenumfang ist dabei die geschätzte
Zuordnungsregel lediglich als Funktion des Stichprobenumfangs
festlegbar. Grundlage für Konsistenzaussagen bildet der folgende,
von N. Glick (1972) bewiesene Satz:

Konsistenzsatz (Glick, 1972)

Es seien $\hat{p}_g(a)$, $\hat{h}_{ga}(x)$ und $\hat{q}_g$ Dichteschätzer für $p_g(a)$, $h_{ga}(x)$
bzw. q_g, $a \in S^{(1)}$, $x \in S^{(2)}$, $g = 1,2$.
Es sei $\hat{D}^n = (\hat{D}_1^n, \hat{D}_2^n, \hat{D}_0^n)$ die mit den Dichteschätzern analog zu
(2.6) gebildete geschätzte Zuordnungsregel. Falls gilt:

$$0 \leq \hat{p}_g(a) \xrightarrow{\text{st.}} p_g(a) \qquad a \in S^{(1)} \tag{2.10}$$

$$0 \leq \hat{h}_{ga}(x) \xrightarrow{\text{st.}} h_{ga}(x) \qquad x \in S^{(2)} \tag{2.11}$$

$$0 \leq \hat{q}_g \xrightarrow{\text{st.}} q_g \qquad g = 1,2 \tag{2.12}$$

dann folgt

$$R(\hat{D}^n) \xrightarrow{\text{st.}} R(D^*) \quad (n \to \infty).$$

Ersetzt man die schwache Konsistenz in (2.10) bis (2.12) durch
starke (mit Wkt. 1), so folgt, daß $R(\hat{D}^n) \to R(D^*)$ mit Wkt. 1 erfüllt ist.

Bei den für praktische Anwendungen benutzten Zuordnungsregeln
werden häufig Dichteschätzer eingesetzt, welche die Voraussetzungen (2.10) und (2.11) nicht erfüllen. Gilt dann für eine Folge

von geschätzten Zuordnungsregeln $\hat{D}^n$

$$R(\hat{D}^n) \overset{st.}{\to} r^+ \in [0,1] \qquad (n \to \infty) , \qquad\qquad (2.13)$$

so heißt r^+ <u>asymptotische Wahrscheinlichkeit</u> <u>für</u> <u>eine</u> <u>richtige</u> <u>Zuordnung</u> dieser Folge geschätzter Zuordnungsregeln. Wir werden auch hier von der asymptotischen Wahrscheinlichkeit für eine richtige Zuordnung (und entsprechend von einer <u>asymptotischen</u> <u>Fehlerrate</u> $1 - r^+$) sprechen. Diese asymptotische Wahrscheinlichkeit für eine richtige Zuordnung wurde von Trampisch (1977) eingeführt. Allgemeine Sätze für die Existenz von (2.13) wurden bisher nicht bewiesen.

Ersetzt man die Voraussetzungen (2.10) und (2.11) im Konsistenzsatz durch

$$\hat{p}_g(a) \overset{st.}{\to} p_g^+(a) \qquad \text{unter } p_g(a) \qquad (n \to \infty) \qquad\qquad a \in S^{(1)} \quad (2.14)$$

$$\hat{h}_{ga}(x) \overset{st.}{\to} h_{ga}^+(x) \qquad \text{unter } h_{ga}(x) \qquad (n \to \infty) \qquad\qquad\qquad (2.15)$$

so erhält man mit (2.6) eine asymptotische Regel $D^+ = (D_1^+, D_2^+, D_0^+)$. Für gleiche a priori Wahrscheinlichkeiten ($q_1 = q_2 = 0.5$) und den rein qualitativen Fall ($m_2 = 0$) hat Trampisch (1978, 1979) gezeigt, daß dann bei Voraussetzung einer weiteren schwachen Bedingung gilt

$$R(\hat{D}^n) \overset{st.}{\to} R(D^+) = r^+ \qquad (n \to \infty) .$$

Ersetzt man im Ansatz (2.6) die Dichten durch jeweils konsistente Dichteschätzer, so erhält man damit konsistente Zuordnungsregeln.

Im folgenden sind die wichtigsten in dieser Arbeit verwendeten Zuordnungsregln und die Voraussetzungen für deren Konsistenz zusammengestellt. Mit $N(\mu, \textstyle\sum; x)$ bezeichnen wir die Dichte der Normalverteilung mit Erwartungswert μ und Kovarianzmatrix $\textstyle\sum$.

Setzt man voraus, daß die stetige Zufallsvariable X in jeder Zelle $a \in S^{(1)}$ und in jeder Gruppe π_g normalverteilt ist mit Erwartungswert $\mu_g(a)$ ($g = 1,2$) und gruppenunabhängiger Kovarianzmatrix $\textstyle\sum(a)$, das heißt:

$$h_{1a}(x) = N(\mu_1(a), \textstyle\sum(a); x)$$
$$h_{2a}(x) = N(\mu_2(a), \textstyle\sum(a); x),$$

so sind die Zuordnungsgebiete $D_j^*(a)$ (j=1,2,0) einer optimalen
Zuordnungsregel (D_1^*,D_2^*,D_0^*) durch eine Hyperebene eindeutig bestimmt. Die Gebiete $D_j^*(a)$ werden jeweils durch eine "Trennebene",
im Falle $m_2=1$ durch einen Trennpunkt, festgelegt. Hiermit wird
die Bezeichnung "Lokationsmodell" verständlich.
Verzichtet man auf die Voraussetzung einer zellweisen gleichen
Kovarianzmatrix in beiden Gruppen, so erhält man nur noch im
Falle $m_2=1$ zwei einfach bestimmbare Trennpunkte, die dann auch
beide komplex sein können. Da bei praktischen Problemen meist
einer der beiden Trennpunkte außerhalb physiologisch sinnvoller
Grenzen liegt, werden wir auch unter diesen allgemeineren Bedingungen von dem Lokationsmodell sprechen.

Bei praktischen Anwendungen des Lokationsmodells kann medizinisches Vorwissen in Bezug auf die Erwartungswerte, in Form
weiterer Restriktionen an die Verteilungen verwendet werden. Wir
wollen dies etwas weiter ausführen. Hierzu sei in einer Zelle
$a \in S^{(1)}$

$$\gamma(a) = \gamma_1(a),\ldots,\gamma_{m_2}(a)$$

der Erwartungswert von $X = (X_1,\ldots,X_{m_2})$ unter $h_{1a}(x)$ und entsprechend der Erwartungswert von X unter $h_{2a}(x)$:

$$\zeta(a) = \zeta_1(a),\ldots,\zeta_{m_2}(a).$$

Setzt man voraus, daß X_j $(1 \leq j \leq m_2)$ unter h_{1a} zum Beispiel sto-
chastisch kleiner ist als unter $h_{2a}(x)$, dann kann die Zuordnungsregel unter der Nebenbedingung

$$\gamma_j(a) < \zeta_j(a) \tag{2.16}$$

erstellt werden.

Meist wird es nicht sinnvoll sein, (2.17) nur für eine Ausprä-
gungskombination der qualitativien Merkmale sondern für alle
$a \in S^{(1)}$ vorauszusetzten.

Der Begriff "Lokationsmodell" bezieht sich zunächst nur auf die
Voraussetzungen bezüglich der Dichten der stetigen Zufallsvariablen. Da mit der Konstruktionsvorschrift (2.6) dann auch in ein-
deutiger Weise eine Zuordnungsregel festgelegt ist, werden wir im
folgenden häufig auch von der <u>Lokations-Regel</u> sprechen und meinen

damit eine Zuordnungsregel, die auf den Voraussetzungen des Lokationsmodell basiert und aus (2.6) durch Ersetzen der Dichten
durch (unter den vorausgesetzten Bedingungen) konsistenten Dichteschätzern entsteht.

Ebenso werden wir den Begriff <u>Multinomial-Regel</u> für den Fall $m_2=0$
(nur qualitative Merkmale) verwenden. Ausschließlich qualitative
Merkmale werden wir durch Klassierung der stetigen Merkmale
erhalten. Eine Multinomial-Regel ist eine Zuordnungsregel die
durch Ersetzen der Zellwahrscheinlichkeiten $p_1(a)$ und $p_2(a)$ in
(2.6) durch deren Maximum-Likelihood-Schätzer, den gruppenweisen
relativen Häufigkeiten in der Stichprobe, entsteht.

Für den rein stetigen Fall ($m_1=0$) führt die Voraussetzung einer
in beiden Gruppen gleichen Kovarianzmatrix, das heißt:

$$h_1(x) = N(\mu_1,\Sigma;x)$$
$$h_2(x) = N(\mu_2,\Sigma;x)$$

auf die <u>lineare Diskriminanzfunktion</u>, die unter diesen Bedingungen eine konsistente Zuordnungsregel ist, falls das Schätzen
der Parameter mit den üblichen Schätzmethoden (Mittelwerte und
gepoolte empirische Kovarianzmatrix) geschieht. Ausschließlich
stetige Merkmale werden wir durch die formale Behandlung der
qualitativen als stetige Merkmale erhalten.

2.6   Modifikationen des mathematischen Modells

Das in 2.2 eingeführte mathematische Modell für die Diskriminanzanalyse erfüllt nicht alle aus praktischer Sicht notwendigen
Forderungen.

Eine dieser Forderungen ergibt sich aus der Tatsache, daß eine
Gruppeneinteilung aufgrund des Merkmalsvektors (a,x,a',x') oft
nicht eindeutig ist (der Patient besitzt mehr als eine Krankheit). Dieses Problem könnte jedoch mit dem eingeführten Modell
behandelt werden, indem die "Kombinationsgruppen" als eigene
Gruppen eingeführt werden. Zudem ist in Kapitel I bei der Darstellung des Anwendungsgebietes darauf hingewiesen worden, daß
eine Anwendung der in dieser Arbeit behandelten Verfahren nur in
sehr engen Teilgebieten der Medizin (Differentialdiagnose) sinnvoll ist. Dort sind dann Überschneidungen selten. Im Rahmen der
Prognose stellt sich dieses Problem im allgemeinen nicht.

Eine weitere Verletzung der Voraussetzungen des mathematischen
Modells ergibt sich durch ein in der Praxis häufig modifiziertes
Ziehen der in 2.4 eingeführten erhärteten Stichprobe: Das Erheben
der erhärteten Stichprobe geschieht an einer "Risikogruppe", und
die Ergebnisse sollen auf eine "Normalpopulation" übertragen
werden. Setzt man voraus, daß die bedingten Dichten (2.1) in der
"Risikopopulation" gleich der in der "Normalpopulation" sind, so
ändern sich bei diesem Übergang nur die a priori Wahrscheinlichkeiten. Diese sind dann nicht mehr aus der erhärteten Stichprobe
für die "Normalpopulation" schätzbar.

III. Das Lokationsmodell - Einführung und Beispiele

3.1 Motivation für die Verwendung des Lokationsmodells am Beispiel der Prognose bei Patienten mit ernsten Kopfverletzungen

An dem Beispiel, welches wir zur Motivation des Lokationsmodells verwenden, ist in der Literatur schon mehrmals über den Einsatz von Diskriminanzanalyseverfahren berichtet worden (Jennett et al., 1975, 1976, 1979, Teasdale et al., 1979, Titterington et al., 1981). Bisher wurde jedoch nicht versucht, das einzige stetige Merkmal (Alter) als solches im Lokationsmodell in Kombination mit den qualitativen Merkmalen zu benutzen.

Der Datensatz besteht aus 1000 Patienten mit ernsten Kopfverletzungen. Die Daten wurden prospektiv von Neurochirurgen in den Jahren zwischen 1968 und 1976 erhoben. Initiiert wurde die Studie vom Institut für Gehirnforschung (Institute of Neurological Science), Glasgow. Nach vier Jahren beteiligten sich zwei Zentren in den Niederlanden (Rotterdam und Groningen), später wurden auch Daten in Los Angeles erhoben.

Ziel der Studie war es festzustellen, ob der Grad der späteren Erholung eines Patienten aufgrund von Merkmalen, die unmittelbar nach der Verletzung erhoben wurden, prognostizierbar ist.

Einzelheiten der Datenerhebung wurden von Jennett et al. (1979) beschrieben. Es wurden nur Patienten mit schweren Gehirnverletzungen aufgenommen. Alle Patienten waren für mindestens 6 Stunden im Koma.

Der Grad der Erholung wurde nach der "Glasgow outcome scale" (Jennett und Bond, 1975) 6 und 12 Monate nach der Verletzung bewertet. Die Originalskala erlaubt die Eingruppierung eines Patienten in eine von fünf Kategorien. Die Einteilung wird aufgrund der sozialen Abhängigkeit des Patienten ohne eine direkte Berücksichtigung klinischer Merkmale vorgenommen. Ein Patient erhält zum Beispiel die Bewertung "severe disability" wenn er innerhalb von jeweils 24 Stunden die Hilfe einer anderen Person benötigt (und nicht zur Kategorie "vegetative" gehört).

Zur Überprüfung der Variabilität zwischen verschiedenen Beurteilern wurde eine Einteilung von 150 Patienten aus Glasgow 6 und 12 Monate nach ihrer Verletzung von einem Neurochirurgen und

einem Neurologen unabhängig durchgeführt. Hierbei ergab sich eine
über 90%-ige Übereinstimmung zwischen der Bewertung der beiden
Kliniker.

Von den 5 möglichen Einteilungen verwenden wir lediglich vier und
teilen diese analog zu Titterington et al. (1981) in zwei Gruppen

a) "schlecht erholt" ("dead" oder "vegetative" in der Glasgow
   outcome scale),
b) "gut erholt" ("moderate disability" oder "good recovery" in
   der Glasgow outcome scale),

ein. Die Gruppenzuteilung bezieht sich im folgenden immer auf die
Beurteilung 6 Monate nach der Verletzung. 100 Patienten erhielten
nach dieser Zeit die Beurteilung "severe disability" und sind
demzufolge in den weiteren Betrachtungen nicht enthalten.

Neben dem Alter des Patienten beruhen die wichtigsten prognostischen Faktoren in der Beurteilung der Schwere der Gehirnverlet-
zung. Die wesentlichen in dieser Studie verwendeten Merkmale sind
in Tabelle 3.1 zusammengestellt. Diese beinhalten Angaben zur
Tiefe des Komas, zur verbalen und motorischen Ansprechbarkeit
sowie zur Augen- und speziell zur Pupillenfunktion. Mit der
Reliabilität dieser Meßgrößen befassen sich die Arbeiten von
Teasdale et al. (1978) und van der Berge et al. (1979).

Für die Darstellung des Lokationsmodells verwenden wir als qualitative Merkmale den "Augenindex" sowie den "EMV-Score". Für den
"EMV-Score" ist in der Literatur auch die Bezeichnung "Glas-
gow-coma-scale" gebräuchlich. Dieser Wert ist die Summe aus drei
Scores: dem "E-Score", mit dem die Augenöffnung auf Stimulation
bewertet wird, dem "M-Score", der die Motorik des besten Körper-
gliedes mißt und dem "V-Score", mit dem die verbale Ansprechbarkeit des Patienten bewertet wird. Da in dem "Glasgow-coma-
score" die drei Einzelwerte additiv eingehen, können sehr unterschiedliche Ausgangssituationen zu demselben "EMV-Score" führen.
Wir werden den "EMV-Score" in der gegebenen Form verwenden, da
das Ziel dieser Arbeit nicht darin besteht, einen in der Literatur verwendeten "Coma-Index" zu modifizieren.

Insgesamt können die Daten von 683 Patienten verwendet werden;
bei den restlichen ist der "Augenindex" oder der "EMV-Score"
(oder beide) nicht bestimmbar oder sie gehören der Gruppe "severe
disability" an.

Tabelle 3.1: Merkmale in der Studie bei Patienten mit ernsten
              Kopfverletzungen

Merkmal	Beschreibung
Alter	in Jahren
E score	Augenöffnung auf Stimulation 1: nicht bis 4: spontan
M score	Motorik des besten Körpergliedes auf Stimulation 1: keine bis 6: auf Aufforderung
V score	verbale Reaktion auf Stimulation 1: keine bis 5: orientiert
EMV score	Die Summe von E, M und V score 3: schlecht bis 15: normal
MRP score	Motorische Ansprechbarkeit auf Stimu- lation aller vier Körperglieder 1: keine bis 7: normal
Change	Wechsel in neurologischer Funktion innerhalb der ersten 24 Stunden 1: verschlechtert, 2: gleichgeblieben, 3: verbessert
Pupillen	Pupillenreaktion auf Licht 1: keine, 2: normal
SEM	Spontane Augenbewegung 1: keine, 2: normal
OCS	Oculocephaler Reflex 1: fehlend bis 4: normal
OVS	Oculovestibularer Reflex 1: fehlend bis 4: normal (Nystagmus)
Augenindex	Zusammenfassung von SEM, OCS und OVS 1: schlecht, 2: mittelmäßig, 3: gut

Der "EMV-Score" wird im folgenden nur mit den beiden Ausprägungen
"schlecht" ("EMV-Score" $\leq$ 6) und "gut" ("EMV-Score" > 6) verwendet. Der Scorewert 6 ist der Median, gebildet über alle 683
Patienten, deren Daten für die folgende Auswertung verwendet
werden. Der Median des Merkmals "Alter", gebildet über diese 683
Patienten ist 46 Jahre. In Tabelle 3.2 sind für diese beiden
qualitativen Merkmale und für das mediandichotomisierte stetige
Merkmal "Alter" (Median: 46 Jahre) die absoluten Häufigkeiten in
den beiden Gruppen aufgeführt.

Tabelle 3.2: Kombination der Merkmale "Augenindex", "EMV-Score"
und "Alter" bei 683 Patienten mit ernsten Kopfverletzungen

Augenindex	EMV-Score	Alter	Gruppe	
			schlecht erholt	gut erholt
schlecht	schlecht	≤ 46	78	4
		≥ 47	70	1
	gut	≤ 46	5	3
		≥ 47	10	1
mittel-mäßig	schlecht	≤ 46	33	13
		≥ 47	26	2
	gut	≤ 46	14	14
		≥ 47	9	4
gut	schlecht	≤ 46	41	61
		≥ 47	44	10
	gut	≤ 46	17	131
		≥ 47	42	50
Summe:			389	294

Das Prinzip des Lokationsmodells besteht darin, für jede Kombination der beiden qualitativen Merkmale einen speziellen Trennpunkt
anstelle eines für alle Ausprägungskombinationen der qualitativen
Merkmale gemeinsamen Trennpunkts für das stetige Merkmal "Alter"
festzulegen. Dies bedeutet, daß für jede Merkmalskombination der
qualitativen Merkmale eine eigene "Diskriminanzfunktion" zu
bestimmen ist. In Tabelle 3.3 sind die Mittelwerte und Standardabweichungen für das Merkmal "Alter" in jeder Zelle der beiden
Gruppen zusammengestellt.

Nimmt man an, daß die in der Tabelle 3.3 dargestellten Mittelwerte, empirischen Standardabweichungen und die sich ergebenden
relativen Zellhäufigkeiten den tatsächlichen Erwartungswerten,
Standardabweichungen beziehungsweise Zellwahrscheinlichkeiten
entsprechen, und setzt man zusätzlich voraus, daß das stetige
Merkmal ("Alter") in jeder Zelle a der Gruppe π_g normalverteilt
ist (mit Erwartungswert $\mu_g(a)$ und Standardabweichung $\sigma_g(a)$), so
erhält man für eine optimale Zuordnungsregel aus (2.6) die optimalen Trennpunkte für das Merkmal "Alter" in jeder Zelle (Tab.
3.4). Als minimale Fehlerrate dieser optimalen Zuordnungsregel

Tabelle 3.3: Mittelwert (x), Standardabweichung (s) und Anzahl Patienten (n) für das Merkmal "Alter" für alle Kombinationen der Merkmale "Augenindex" und "EMV-Score" bei 683 Patienten mit ernsten Kopfverletzungen

Augenindex	EMV-Score	Gruppe			
		schlecht erholt		gut erholt	
schlecht	schlecht	$\bar{x}=49$ $s=19$	n=148	$\bar{x}=39$ $s=13$	n= 5
	gut	$\bar{x}=55$ $s=25$	n= 15	$\bar{x}=40$ $s=12$	n= 4
mittel-mäßig	schlecht	$\bar{x}=46$ $s=19$	n= 59	$\bar{x}=33$ $s=15$	n= 15
	gut	$\bar{x}=45$ $s=24$	n= 23	$\bar{x}=31$ $s=19$	n= 18
gut	schlecht	$\bar{x}=50$ $s=22$	n= 85	$\bar{x}=31$ $s=14$	n= 71
	gut	$\bar{x}=60$ $s=22$	n= 59	$\bar{x}=37$ $s=17$	n=181
Summe:			389		294

Tabelle 3.4: Zuordnungsregel bei Benutzung des Lokationsmodells bei Patienten mit ernsten Kopfverletzungen

Augenindex	EMV-Score	Zuordnungsregel
schlecht	schlecht	alle Patienten zu Gruppe "schlecht erholt"
	gut	alle Patienten zu Gruppe "schlecht erholt"
mittel-mäßig	schlecht	alle Patienten zu Gruppe "schlecht erholt"
	gut	Trennpunkt: 36 Jahre (jüngere Patienten zu Gruppe "gut erholt")
gut	schlecht	Trennpunkt: 42 Jahre (jüngere Patienten zu Gruppe "gut erholt")
	gut	Trennpunkt: 65 Jahre (jüngere Patienten zu Gruppe "gut erholt")

erhält man 0.18. Dabei wird aus der Gruppe "schlecht erholt" ein
Anteil von 18% und aus der Gruppe "gut erholt" ebenfalls ein
Anteil von 18% falsch zugeordnet. Benutzt man die Multinomial-
Regel mit dem mediandichotomisierten "Alter" (Median: 46 Jahre),
so erhält man als asymptotische Fehlerrate dieser Zuordnungsregel
0.23 (15% aus Gruppe "schlecht erholt" und 34% aus Gruppe "gut
erholt" falsch zugordnet).

Durch die vollständige Ausnutzung der Information des stetigen
Merkmals kann man in diesem Beispiel eine Verbesserung der Zuordnung um 28% erreichen. Behandelt man anstelle der Klassierung des
stetigen Merkmals die qualitativen Merkmale formal als stetige
und führt eine lineare Diskriminanzanalyse durch, so ergeben sich
zellweise verschiedene Trennpunkte (Tab. 3.5). Sie liegen in den
entscheidenden Zellen bis zu etwa 10 Jahren über und unter den
optimalen Trennpunkten (Tab. 3.4). Man erhält als asymptotische
Fehlerrate 0.21 (23% aus Gruppe "schlecht erholt" und 18% aus
Gruppe "gut erholt" falsch zugeordnet).

Tabelle 3.5:   Zuordnungsregel bei Benutzung der linearen
               Diskriminanzfunktion bei Patienten mit ernsten
               Kopfverletzungen

Augenindex	EMV-Score	Zuordnungsregel
schlecht	schlecht	alle Patienten zu Gruppe "schlecht erholt"
	gut	Trennpunkt: 21 Jahre (jüngere Patienten zu Gruppe "gut erholt")
mittel-mäßig	schlecht	Trennpunkt: 12 Jahre (jüngere Patienten zu Gruppe "gut erholt")
	gut	Trennpunkt: 49 Jahre (jüngere Patienten zu Gruppe "gut erholt")
gut	schlecht	Trennpunkt: 39 Jahre (jüngere Patienten zu Gruppe "gut erholt")
	gut	Trennpunkt: 77 Jahre (jüngere Patienten zu Gruppe "gut erholt")

Dieses Beispiel zeigt sehr deutlich die Vorteile einer Zuordnungsregel, in der das Skalenniveau der Merkmale (qualitativ und quantitativ) vollständig ausgeschöpft wird. Weder die Klassierung des stetigen Merkmals noch die formale Behandlung aller Merkmale als stetige Merkmale führt zu einer ähnlich guten Fehlerrate. Zudem sind die Ergebnisse des Lokationsmodells einfach zu interpretieren.

In diesem Beispiel ergibt der Einfluß des stetigen Merkmals in Kombination mit den beiden qualitativen Merkmalen durchaus Sinn. Bei schlechtem Zustand aufgrund der qualitativen Merkmale ("Augenindex" schlecht, "EMV-Score" schlecht) spielt das Alter des Patienten für eine Prognose im Lokationsmodell zunächst keine Rolle. Alle Patienten werden unabhängig von ihrem Alter durch die Zuordnungsregel (Tab. 3.4) der Gruppe "schlecht erholt" zugeteilt. Je besser der Zustand eines Patienten aufgrund der qualitativen Merkmale ausfällt, desto älter kann der Patient für eine gute Prognose sein (bei gutem "Augenindex" und gutem "EMV-Score" werden durch die Zuordnungsregel erst Patienten älter als 65 Jahre der Gruppe "schlecht erholt" zugeteilt).

Der Vollständigkeit wegen sei erwähnt, daß mit dem hier gewählten Ansatz immer zwei Schnittpunkte der stetigen Dichten entstehen. Diese sind in dem Beispiel jedoch entweder beide komplex oder einer der beiden reellwertigen Schnittpunkte liegt außerhalb physiologisch sinnvoller Grenzen.

Weiterhin sei erwähnt, daß durch die Vernachlässigung der Gruppe "severe disability" die berechneten Fehlerraten für eine praktische Anwendung zu optimistisch sind. Nimmt man die Patienten der Gruppe "severe disability" zu der Gruppe "schlecht erholt" dazu, so verschlechtert sich für die Lokations-Regel die Fehlerrate auf 0.21. Die Trennpunkte des Merkmals "Alter" vermindern sich dann um jeweils etwa 3 Jahre, wodurch mit der so entstehenden Lokations-Regel mehr Patienten der Gruppe "schlecht erholt" zugeteilt werden. Die Fehlerraten der übrigen Zuordnungsregeln verschlechtern sich entsprechend.

Wir werden alle Ergebnisse ausschließlich aus dem formal methodischen Gesichtspunkt betrachten. Aus dieser Sicht ist es zum Beispiel wenig bedeutend, ob die Gruppe der Patienten mit der Beurteilung "severe disability" vollständig weglassen oder aber zu der Gruppe "schlecht erholt" hinzugenommen wird. Eine Übertragung der vorgelegten Ergebnisse auf eine nutzbringende Verwendung in praxi ist ohnehin nur durch den mit den Gegebenheiten vertrauten Kliniker möglich. Wir möchten an dieser Stelle ausdrücklich davor warnen, die erhaltene Lokations-Regel unkritisch auf die Anwendung übertragen zu wollen. Mit Sicherheit sind weit mehr als die hier berücksichtigten drei Merkmale für die Prognose eines Patienten ausschlaggebend. Der mit dem Patienten vertraute Arzt nimmt zusätzlich weitere Zeichen wahr und **verarbeitet sie intuitiv.** Dieser Prozeß ist **formal nicht nachvollziehbar** (vergleiche 1.1). Zuordnungsregeln wie die hier zu diskutierenden sind **objektivierbar.** Die durch sie zu gewinnende Information ist direkt weitergebbar. Derartige Zuordungsregeln sind in der Lage, Hinweise im Entscheidungsprozeß zu liefern; die Entscheidung letztlich können sie dem Arzt nicht abnehmen.

Wir kommen nun zurück zu den methodischen Problemen. Für dieses Beispiel ist der Stichprobenumfang so groß, daß das Schätzen der Parameter im Lokationsmodell ohne große Probleme möglich ist. Normalerweise wird der zur Verfügung stehende Stichprobenumfang im Verhältnis zu der Anzahl zu schätzender Parameter wesentlich geringer sein. Hauptziel der vorliegenden Arbeit ist es, Schätzer für die Parameter anzugeben, die bei kleinem Stichprobenumfang zu einer besseren mittleren Fehlerrate führen als die Maximum-Likelihood-Schätzer, und die für wachsenden Stichprobenumfang gegen die Maximum-Likelihood-Schätzer konvergieren.

Hierzu sind aus theoretischer Sicht die sogenannten adaptiven Schätzer geeignet. Im nächsten Kapitel wird zunächst das Konzept der adaptiven Schätzung der Zellwahrscheinlichkeiten, wie es von Wang und van Ryzin (1981) eingeführt wurde, erweitert. Außerdem wird in dem darauffolgenden Kapitel eine Erweiterung dieses Konzepts für die Schätzung von Parametern stetiger Verteilungen vorgenommen. Die sich unter gewissen Optimalitätsbedingungen ergebenden Schätzer werden dann an vier medizinischen Datensätzen mit bereits bekannten Ansätzen verglichen.

3.2   Weitere verwendete Datensätze

Wir werden in den folgenden Abschnitten Schätzer und damit Zuordnungsregeln für gemischte Daten einführen, die asymptotisch
Optimalitätseigenschaften besitzen. Um im endlichen Fall zu
Optimalitätsaussagen gelangen zu können, werden wir voraussetzen
müssen, daß die tatsächlichen Dichten bekannt sind. Das Verhalten
dieser Schätzer für endliche Stichprobenumfänge läßt sich dann
nur noch durch Simulationsuntersuchungen beschreiben. Um hier
einerseits eine möglichst große Klasse von zugrundeliegenden
Verteilungen zuzulassen und andererseits die für medizinische
Daten typischen (aber unbekannten) Strukturen beizubehalten,
werden wir für diese Monte-Carlo-Untersuchungen vier Datensätze
verwenden. Aus diesen Daten werden wir die in den Stichproben
vorhandenen empirischen Verteilungen als zugrundeliegende Verteilungen für die Monte-Carlo-Untersuchungen verwenden.

Mit den Daten wurden ursprünglich folgende Probleme angegangen:

a) die Prognose bei ernsten Kopfverletzungen
b) die Differentialdiagnose der Harninkontinenz der Frau
c) die Prüfung von Therapien bei Morbus Crohn
d) die Angabe von Mortalitätsraten bei langzeitbeatmeten Patienten (mindestens 24 Stunden künstliche Beatmung).

Der Datensatz a) wurde bereits in 3.1. beschrieben.

Datensatz b) wurde in der Frauenklinik der Universität Düsseldorf
(Direktor: Prof.Dr. L. Beck) in den Jahren zwischen 1972 und 1981
erhoben.

Harninkontinenz ist kein selbständiges Krankheitsbild, sondern
Ausdruck einer funktionellen Störung im physiologischen Zusammen-
spiel von Austreibungs- und Verschlußmechanismus der Harnblase.
Man unterscheidet vier verschiedene Inkontinenzformen (Tabelle
3.6). Bei jeder dieser Harninkontinenzformen klagt die Patientin
über unwillkürlichen Urinabgang. Allein aufgrund anamnestischer
und klinischer Befunde kann zwischen einer streßbedingten und
blasenbedingten Inkontinenz nicht sicher unterschieden werden
(Faber et al. (1979), Jonas et al. (1980)). Nur mit Hilfe uro-
dynamischer Untersuchungsmethoden wie der Zystometrie und der
Urethro-Zystotonometrie gelingt die Differenzierung der Inkontinenzformen. So wird verständlich, daß Frauen, die zur Operation
mit der Diagnose "Streßinkontinenz" eingewiesen werden, nur etwa
zur Hälfte tatsächlich eine reine Streßinkontinenz aufweisen. Nur

die Streßinkontinenz kann jedoch operativ angegangen werden.
Blasenbedingte Inkontinenzformen können nur medikamentös behandelt werden, eine Operation ist kontraindiziert. Daher wäre es
hilfreich, hätte man aufgrund der Angaben der Patientin und der
klinischen Befunde Hinweise auf eine blasenbedingte Inkontinenz-
form, um dann zunächst eine medikamentöse Therapie einzusetzen.

Tabelle 3.6:   Klassifikation der Harninkontinenz

I.	Streß-bedingte Inkontinenz	
1.	Streßinkontinenz	unfreiwilliger Urinabgang infolge einer Insuffizienz des Harnblasenverschlusses
II.	Nicht streß-bedingte (blasen-bedingte) Inkontinenz	
2.	Urge-Inkontinenz	unfreiwilliger Urinabgang bei starkem Harndrang
	a) motorisch	- mit ungehemmten (wellenförmigen) Detrusorkontraktionen
	b) sensorisch	- ohne Detrusorkontraktionen
3.	Reflexinkontinenz	unfreiwilliger, unbemerkter Urinabgang bei abnormer spinaler Reflexaktivität des Detrusors
4.	Überlaufinkontinenz	unfreiwilliger Urinabgang beim Anstieg des intravesikalen Druckes als Folge der passiven Überdehnung der Blasenwand ohne Detrusorkontraktion.

Die häufigste blasenbedingte Ursache einer Harninkontinenz stellt
die Urgeinkontinenz dar. Als reine Urgeinkontinenz oder in Kombination mit der Streßinkontinenz (was zunächst ebenfalls eine
Kontraindikation für eine Operation bedeutet) besteht sie bei
etwa 20% der Patientinnen.

Insgesamt stehen die Daten von 798 Patientinnen zur Verfügung.
Davon besitzen 560 (70%) eine reine Streßinkontinenz - im folgenden kurz Gruppe "Streß" genannt - und 129 (16%) eine reine Urgeinkontinenz sowie 109 (14%) eine kombinierte Streß- und Urgeinkontinenz. Die beiden letzten Diagnoseformen zusammen (238
Patientinnen, (30%)) werden im folgenden kurz Gruppe "Urge" ge-

nannt. In Tabelle 3.7 sind 9 klinische und anamnestische Merkmale aufgeführt, die für eine Differentialdiagnose in Frage kommen. Über die Güte der Differentialdiagnose anhand der aufgeführten Merkmale ist an anderer Stelle berichtet worden (Trampisch et al., 1982).

Tabelle 3.7: Klinische und anamnestische Merkmale von Patientinnen mit Harninkontinenz

Variable	Beschreibung
Alter	in Jahren
Übergewicht	Broca-Index (Prozent)
Geburten	0: keine Geburt 1: eine Geburt 2: zwei Geburten 3: mehr als zwei Geburten
gynäkologischer Status	1: weder Descensus uteri noch Cystozele 2: Descensus Uteri oder Cystozele
imperativer Harndrang	1: kein Harndrang 2: zeitweiliger Harndrang 3: ständiger Harndrang
Miktionsfrequenz	1: 2- bis 3stündlich 2: 1- bis 2stündlich 3: $\leq$ 1/2stündlich
Nykturie	1: nein 2: ja
Unwillkürlicher Urinabgang	0: kontinent 1: Streßgrad I 2: Streßgrad II oder III
Erfolgte Bestrahlung des kleinen Beckens (Radiatio)	1: nein 2: ja

Der Datensatz c) wurde im Rahmen einer klinischen Therapieprüfung erhoben, an der 15 Zentren beteiligt waren. In einem faktoriellen Design wurde Salazosulfapyridin gegen 6-Methyl-Prednison im Rahmen einer Behandlungsstrategie geprüft. Ziel der Studie war es, die Überlegenheit einer Behandlung (inklusive der Kombination) nachzuweisen. Zielkriterium war das Ausscheiden des Patienten aus der Studie aufgrund des Versagens der jeweiligen Therapie. Studienprotokoll, Datenerhebung und Ergebnisse werden von Malchow et al. voraussichtlich 1983 publiziert. Neben dem Nach-

weis einer allgemeinen Therapieüberlegenheit sollte aufgrund der
erhobenen Daten auch die Frage nach einer individuellen Therapieindikation angegangen werden. Einige, für diese Entscheidung als
wichtig erachtete Patientendaten sind in Tabelle 3.8 zusammengestellt. Von den insgesamt 452 eingeschleusten Patienten waren
zwei Jahre nach ihrem Therapiebeginn noch 158 in der Studie
(Gruppe "Therapieerfolg"), 164 waren als Therapieversager (Gruppe
"Therapieversager") ausgeschieden, die restlichen 130 Patienten
waren aus unterschiedlichen Gründen ausgeschieden (unter anderem:
Protokollverletzungen, Umzug) und werden in allen weiteren Betrachtungen nicht berücksichtigt.

Tabelle 3.8:   Merkmale in der Studie bei Patienten mit
               Morbus Crohn

Merkmal	Beschreibung
Alter	in Jahren
Albumin	g/l
Bauchschmerzen	subjektive Angabe des Patienten bzgl. seiner Bauchschmerzen 1: keine bis 20: starke
Resistenz im Abdomen	Tastbefunde im Abdomen 1: keine, 2: Resistenz
Befall	Teil des Darms, der vom Crohn befallen ist 1: nur Dünndarm 2: nur Dickdarm 3: kombinierter Befall
Therapie	Behandlung, die der Patient er-hielt 1: Prednisolon 2: Placebo 3: Salazosulfapyridin und Prednisolon 4: Salazosulfapyridin

Der letzte Datensatz d) wurde in den Jahren 1976 und 1977 in der
chirurgischen Universitätsklinik Düsseldorf (Direktoren:
Prof. Dr. K. Kremer, Prof. Dr. W. Bircks, Prof. Dr. E. Müller)
erhoben. Alle Patienten benötigten für mehr als 24 Stunden eine
künstliche Beatmung. Die an jedem Patienten erhobenen Merkmale
sind in Tabelle 3.9 zusammengestellt. Von den insgesamt 279

Patienten konnten 131 auf normale Stationen verlegt werden (Gruppe "überlebt"), 148 verstarben auf der Intensivstation (Gruppe "verstorben"). Das ursprüngliche Ziel, das Schätzen von Mortalitätsraten für unterschiedliche Merkmalskombinationen, wurde von Schürmann (1982) bearbeitet. Eine neue Methode zu deren Schätzung hat Trampisch (1982) anhand des Beispiels demonstriert.

In den folgenden Kapiteln werden wir die Daten dieser vier Studien zur Evaluation der vorgeschlagenen Schätz- und Zuordnungsverfahren verwenden. Eine Interpretation der Ergebnisse bezüglich medizinischer Aussagen werden wir nicht vornehmen.

Tabelle 3.9: Merkmale in der Studie bei Patienten mit Langzeitbeatmung (mindestens 24 Stunden)

Merkmal	Beschreibung
Alter	in Jahren
$F_I O_2$	maximaler inspiratorischer Sauerstoffbedarf während des Zeitraums der künstlichen Beatmung in %
Beatmungsdauer	Zeitdauer bis zur Beendigung der künstlichen Beatmung (entweder wegen Spontanatmung oder Tod des Patienten)

IV. Schätzung der Zellwahrscheinlichkeiten

4.1 Übersicht über vorgeschlagene Methoden

Das Schätzen der Parameter der Multinomialverteilung in jeder
Gruppe kann unabhängig vom Zuordnungsproblem betrachtet werden.
Wir behandeln daher das Schätzproblem in einer (festen) Gruppe.
Hierzu sei $(A_1,\ldots,A_n)$ eine Folge unabhängig identisch verteilter
Zufallsvariablen mit Realisationen in $S^{(1)}$. Es seien

$$p(a) = P(A_i=a) \qquad a \in S^{(1)} \qquad (i=1,\ldots,n)$$

die **Zellwahrscheinlichkeiten** der Multinomialverteilung.
Weiterhin sei

$$I(a,b) = \begin{cases} 1 & \text{für } a = b \\ 0 & \text{für } a \neq b \end{cases} \qquad (a,b) \in S^{(1)} \times S^{(1)}$$

die Indikatorfunktion auf $S^{(1)}$.
Es sind

$$M_n(a) = \frac{1}{n} \sum_{\nu=1}^{n} I(A_\nu,a)$$

die **Maximum-Likelihood-Schätzer** für die Zellwahrscheinlichkeiten.
Die Realisation der Zufallsvariablen $M_n(a)$ ist die relative
Häufigkeit der Zelle a in der Stichprobe. Die Maximum-Likelihood-Schätzer sind insbesondere erwartungstreue Schätzer. Sie
werden dennoch im Bereich der Diskriminanzanalyse selten verwendet. Intuitiv erscheint der Grund dafür klar zu sein: die
realistischen Fallzahlen bei praktischen Anwendungen sind fast
immer so klein, daß zu befürchten ist, daß diese Schätzungen mit
einer großen "Unsicherheit" behaftet sind.

Wir wollen diese intuitive Begründung etwas klarer darstellen.
Hierzu ist die Wahl eines Kriteriums notwendig, welches für eine
Schätzmethode die Güte der Anpassung mißt. Wir verwenden den
Erwartungswert der Summe der quadratischen Abweichungen der
geschätzten ($\hat{p}_n(a)$) von den tatsächlichen ($p(a)$) Zellwahr-
scheinlichkeiten:

$$MQS = E(\sum_{b \in S^{(1)}} [\hat{p}_n(b) - p(b)]^2) \qquad (4.1)$$

Diesen Erwartungswert nennen wir im folgenden den <u>mittleren quadratischen Schätzfehler (MQS)</u>.

Es gilt:

$$MQS = E(\sum_b [\hat{p}_n(b) - p(b)]^2)$$

$$= \sum_b Var(\hat{p}_n(b)) + \sum_b [E(\hat{p}_n(b)) - p(b)]^2$$

Hiermit ist eine Zerlegung des mittleren quadratischen Schätzfehlers in einen Anteil, der von der Varianz des Schätzers abhängt und in einen Anteil der die Verzerrtheit (Bias) des Schätzers mißt, gegeben.

Die Grundidee bei allen verwendeten Schätzmethoden besteht darin, Schätzer zu finden, die - insbesondere bei kleinen Stichprobenumfängen - eine geringere Varianz als die Maximum-Likelihood-Schätzer besitzen und deren Bias so klein ist, daß sich ihre Verwendung bei kleinen Stichprobenumfängen im Ganzen als Verkleinerung des mittleren quadratischen Schätzfehlers auswirkt.

Eine Reduzierung der Varianz ist zu erwarten, wenn Abhängigkeiten zwischen den Merkmalen bestehen und diese bei der Schätzmethode Berücksichtigung finden. Es kann eine Verminderung der zu schätzenden Parameter erreicht werden.

Bei praktischen Anwendungen werden Modellvoraussetzungen nie exakt erfüllt sein, womit für wachsenden Stichprobenumfang der mittlere quadratische Schätzfehler gegen einen <u>asymptotischen (quadrierten) Bias</u> konvergiert.

Diese Überlegungen gelten nicht außschließlich für den mittleren quadratischen Schätzfehler. Auch bei anderen Optimalitätskriterien können ähnliche Berachtungen angestellt werden. Bei Verwendung der Chi-Quadrat-Statistik schlägt sich der asymptotische Bias im Nichtzentralitätsparameter der Chi-Quadrat-Verteilung nieder.

Der asymptotische Bias hängt stark von den zugrundeliegenden Zellwahrscheinlichkeiten ab. Somit sind allgemeine Empfehlungen für die Verwendung einer Schätzmethode nicht möglich, da gleichmäßig beste Schätzer nicht existieren können. Nur die Prüfung der Schätzmethoden an (realistischen) Datensätzen kann hier Entscheidungshilfen liefern.

Zur Verkleinerung der Varianz werden Reparametrisierungen der Zellwahrscheinlichkeiten p(a) vorgeschlagen, die unter Vernachlässigung einiger Terme (Wechselwirkungen höherer Ordnung), zu einer geringeren Anzahl zu schätzender Parameter führen.
Die bekannteste Reparametrisierung dürfte das sogenannte Log-lineare-Modell darstellen. Wir werden hierauf in 4.1.2 zurückkommen. Zunächst soll ein anderer heuristischer Ansatz vorgestellt werden.

4.1.1 Nächste-Nachbarn-Schätzer

Diese Modifikation des Maximum-Likelihood-Schätzers geht auf Hills (1967) zurück. Die Idee ist, zur Schätzung der Zellwahrscheinlichkeiten $p(a)$ alle Zellhäufigkeiten $M_n(b)$ von Zellen $b = (b_1,\ldots,b_{m_1})$ mit zu verwenden, die sich in höchstens k $1 \leq k \leq m_1$ Komponenten von a unterscheiden. Wir wollen dies genauer ausführen und benötigen dazu zunächst folgende Definition:

Es seien $a,b \in S^{(1)}$, $a = (a_1,\ldots,a_{m_1})$, $b = (b_1,\ldots,b_{m_1})$; a heißt k-Nächster-Nachbar zu b, falls

$$d(a,b) = \sum_{\nu=1}^{m_1} (1 - I(a_\nu,b_\nu)) = k \ .$$

$I(i,j)$ $i,j \in \mathbb{N}$ ist dabei die komponentenweise Indikatorfunktion, für die wir dieselbe Bezeichnung wie für die vektorielle verwenden:

$$I(i,j) = \begin{cases} 1 & \text{für } i = j \\ 0 & \text{für } i \neq j \end{cases} \qquad (i,j) \in \mathbb{N} \times \mathbb{N}$$

Im Falle $k = 1$ sprechen wir auch vom Nächsten-Nachbarn anstelle vom 1-Nächsten-Nachbarn. Es sei erwähnt, daß $d(a,b)$ eine Metrik auf $S^{(1)} \times S^{(1)}$ ist.
Für $a \in S^{(1)}$ bezeichnen wir mit

$$C_k(a) = \{b \in S^{(1)} : d(a,b) = k\}$$

die Menge der k-Nächsten-Nachbarn zu a. Die Anzahl der Elemente von $C_k(a)$ ist unabhängig von $a \in S^{(1)}$. Wir bezeichnen sie mit c_k:

$$c_k = \# \, C_k(a) \qquad a \in S^{(1)}$$

Als Schätzer $\tilde{p}_n(a)$ für die Zellwahrscheinlichkeiten $p(a)$ schlägt Hills vor:

$$\tilde{p}_n(a) = \lambda_0 \cdot M_n(a) + \sum_{i=1}^{k} \lambda_i \sum_{b \in C_i(a)} M_n(b) \ , \qquad (4.2)$$

wobei die Konstanten $\lambda_0,\ldots,\lambda_k$ so zu normieren sind, daß

$$\sum_{a \in S^{(1)}} \tilde{p}_n(a) = 1$$

erfüllt ist, woraus die Normierungsbedingung

$$1 = \lambda_0 + \sum_{i=1}^{k} \lambda_i \cdot c_i$$

folgt.

Betrachtet man den Spezialfall des Nächste-Nachbarn-Schätzers ($k=1$), so ist bei einer Wahl von $\lambda_0 = 0.5$ demzufolge $\lambda_1 = 0.5/c_1$ zu wählen. Zu erwähnen ist, daß der von Hills vorgeschlagene Schätzer nicht konsistent ist. Ein weiterer schwerwiegender Nachteil dieses Schätzers besteht in der Notwendigkeit, die Konstanten $\lambda_0,\ldots,\lambda_k$ festzulegen. Wir werden in 4.2 eine Variante des Nächste-Nachbarn-Schätzers vorschlagen, die beide Nachteile nicht besitzt.

Wir wollen für den Fall $m_1=3$ und $k=1$ den Nächste-Nachbarn-Schätzer mit Hilfe der Randhäufigkeiten darstellen. Wir wählen hierfür die Kontingenztafelnotation (M_{ijk} anstelle von $M_n(i,j,k)$, $(i,j,k) \in S^{(1)}$). Für die Bezeichnung der Randhäufigkeiten wählen wir die Index-Punkt-Notation. Es ist zum Beispiel:

$$M_{ojk} = \sum_{i=1}^{z_1} M_{ijk} \ .$$

Mit diesen Bezeichnungen erhält man:

$$\tilde{p}_n(i,j,k) = \lambda_0 \cdot M_{ijk} + \lambda_1 \cdot (M_{ijo} + M_{iok} + M_{ojk} - 3 \cdot M_{ijk})$$

$$= \tau_0 \cdot M_{ijk} + \lambda_1 \cdot (M_{ijo} + M_{iok} + M_{ojk}) \ .$$

Die letzte Darstellung läßt erkennen, daß eine sinnvolle Mcdifikation durch:

$$p_n^N(i,j,k) = \lambda_0 \cdot M_{ijk} + \lambda_1 \cdot (\frac{1}{z_3} \cdot M_{ijo} + \frac{1}{z_2} \cdot M_{iok} + \frac{1}{z_1} \cdot M_{ojk})$$

gegeben ist, bei der ein Merkmal mit einer größeren Anzahl an

Ausprägungen nicht stärker gewichtet wird als ein Merkmal mit einer geringeren Anzahl an Ausprägungen.

Neben der Gleichgewichtung könnte eine sinnvolle Gewichtung mit den entsprechenden (1-dimensionalen) Randtafeln vorgenommen werden, was zu folgenden Schätzer führt:

$$p_n^R(i,j,k) = \lambda_0 \cdot M_{ijk}$$
$$+ \lambda_1 \cdot (M_{ijo} \cdot M_{ook} + M_{iok} \cdot M_{ojo} + M_{ojk} \cdot M_{ioo})$$

Auf beide Mcdifikationen werden wir nicht weiter eingehen.

Bei dem Nächste-Nachbarn-Schätzer werden demnach neben der Zellhäufigkeit im Wesentlichen die um eine Dimension verminderten Randhäufigkeiten verwendet, im Fall $m_1=1$ sind dies die 2-dimensionalen Randhäufigkeiten. Hiermit ist dieser Ansatz gerade invers zu den in den folgenden Abschnitten behandelten Modellansätzen, bei denen zunächst immer die 1-dimensionalen Randhäufigkeiten zum Schätzen der Zellwahrscheinlichkeiten verwendet werden.

4.1.2 Log-lineare-Schätzer

Die Theorie der linearen Modelle bei stetiger Zufallsvariablen
ist seit langem sehr ausgereift (Rao, 1965). Es bietet sich an,
diese in der Anwendung sehr erfolgreich eingesetzte Theorie auf
qualitative Daten zu übertragen. Anstelle der direkten Reparametrisierung der Zellwahrscheinlichkeiten werden im Log-linearen-
Modell deren Logarithmen reparametrisiert. Für den 3-dimensio-
nalen Fall und unter Verwendung der Kontingenztafelnotation
(p_{ijk} anstelle p(i,j,k)) erhält man folgende Darstellung:

$$\ln p_{ijk} = u + u_i^1 + u_j^2 + u_k^3 + u_{ij}^{12} + u_{ik}^{13} + u_{jk}^{23} + u_{ijk}^{123}$$

Für die Modellparameter ($u, u_i^1, \ldots, u_{ijk}^{123}$) gelten weitere Nebenbedingungen.

In diesem Modell spricht man entsprechend dem klassischen linearen Modell von Haupt- und Wechselwirkungsgliedern. Durch
Anwendung der klassischen Theorie erhält man unmittelbar Kleinste-Quadrate-Schätzer für die Modellparamter. Da die Varianz der
qualitativen Zufallsvariablen X_i abhängig von deren Erwartungswert ist, erscheint es sinnvoll anstelle der ungewichteten Schätzer, mit der Varianz gewichtete Kleinste-Quadrate-Schätzer zu
verwenden.

Diese Überlegungen führen unmittelbar zu der bei Log-linearen-Modellen üblichen Verwendung von Maximum-Likelihood-Schätzern.

Die Anwendung der Log-linearen-Modelle zur Analyse von Zusammen-
hängen bei qualitativen Daten gehört mittlerweile zu den Standardmethoden der medizinischen Statistik. Daher soll auf eine
weitere detaillierte Darstellung an dieser Stelle verzichtet
werden.

Eine Einführung in die Theorie der Log-linearen-Modelle gibt Cox
(1970), eine Zusammenfassung der gesamten Theorie findet sich in
dem Lehrbuch von Bishop et al. (1975).

Der erste, der eine Methode beschrieb, um Maximum-Likelihood-
Schätzer für ein Modell zu erhalten, die nicht in einer geschlos-
senen Form darstellbar sind, dürfte Bartlett (1935) gewesen sein.
Wir werden die Idee der Log-linearen-Modelle anhand des später

veröffentlichten Algorithmus von Deming und Stephan (1940) demonstrieren. Für die folgende Darstellung beschränken wir uns auf den 3-dimensionalen Fall und benutzen die Kontingenztafelnotation:

Für die Bezeichnung der Zellhäufigkeiten in einer Zelle $a = (i,j,k) \in S^{(1)}$ verwenden wir wieder die Kontingenztafelnotation:

$$M_{ijk} = M_n(i,j,k).$$

Für die Bezeichnung der Randhäufigkeiten benutzen wir ebenfalls wieder die Index-Punkt-Notation.

Wir werden im folgenden nur sehr spezielle Log-lineare-Modelle verwenden.

Je nach Vorgabe der Dimension der Randtafeln unterscheiden wir im folgenden die <u>Ordnung</u> eines Log-linearen-Modells. Wir sprechen von einem <u>Log-linearen-Modell</u> <u>s-ter Ordnung</u>, wenn alle s-dimensionalen Randtafeln vorgegeben werden. Bei einem Log-linearen-Modell 2-ter Ordnung werden mit dem Deming-Stephan-Algorithmus die Zellhäufigkeiten aus den 2-dimensionalen Randtafeln der Stichprobe bestimmt: Ausgehend von einer Kontingenztafel, in der alle Zellen die gleiche Häufigkeit besitzen (zum Beispiel: 1), in der also keinerlei Struktur vorhanden ist, wird eine Kontingenztafel gesucht, die die gleichen Randhäufigkeiten wie die durch die Stichprobe vorgegebenen besitzt. Der Deming-Stephan-Algorithmus läßt sich formal folgendermaßen darstellen:

Aus den 2-dimensionalen Randtafeln werden Zellhäufigkeiten $M_{ijk}^{(r)}$ $(r=0,1,2,..)$ nach folgender Vorschrift bestimmt:

0-ter Schritt: $\quad M_{ijr}^{(0)} = c \qquad\qquad (i,j,k) \in S^{(1)}, \; c \in \mathbb{R} \smallsetminus \{0\}$

r-ter Schritt: $\quad M_{ijk}^{(r+1)} = M_{ijk}^{(r)} \dfrac{M_{ijo}}{M_{ijo}^{(r)}} \qquad\qquad r = 0,3,6,..$

(r+1)-Schritt: $\quad M_{ijk}^{(r+2)} = M_{ijk}^{(r+1)} \dfrac{M_{iok}}{M_{iok}^{(r+1)}} \qquad\qquad (i,j,k) \in S^{(1)}$

(r+2)-Schritt: $\quad M_{ijk}^{(r+3)} = M_{ijk}^{(r+2)} \dfrac{M_{ojk}}{M_{ojk}^{(r+2)}} \; .$

Mit dem Verfahren wird abgebrochen, wenn

$$|M_{ijo}^{(r)} - M_{ijo}| < \delta \quad \text{und} \quad |M_{iok}^{(r+1)} - M_{iok}| < \delta \quad \text{und}$$

$$|M_{ojk}^{(r+2)} - M_{ojk}| < \delta \quad \text{für alle } (i,j,k) \in S^{(1)}$$

erfüllt ist für ein $\delta > 0$.
Das Verfahren konvergiert für alle Startwerte $c > 0$ immer zu
denselben Zellhäufigkeiten.

Besitzt die zugrundeliegende Verteilung positive Wahrscheinlichkeit in jeder Zelle $a \in S^{(1)}$, so sind die angegebenen Schätzungen
nach dem Deming-Stephan-Algorithmus Maximum-Likelihood-Schätzer
unter dem entsprechenden Log-linearen-Modell. Da Maximum-Likelihood-Schätzer bei Gültigkeit des Modells insbesondere auch konsistente Schätzer sind, folgt, daß auch die entsprechenden plug-
in-Regeln konsistente Zuordnungsregeln ergeben, falls die Modellvoraussetzungen erfüllt sind.
Das <u>Log-lineare-Modell 1-ter Ordnung</u> ist identisch mit dem <u>Unab-
hängigkeit-Modell</u>. In diesem Modell sind die Maximum-Likelihood-Schätzer M_{ijk}^{U} für die Erwartungswerte $E(M_{ijk})$
$(i,j,k) \in S^{(1)}$ explizit angebbar:

$$M_{ijk}^{U} = M_{ioo} \cdot M_{ojo} \cdot M_{ook} \cdot \qquad (4.3)$$

4.1.3   Lancaster-Schätzer

Ebenso wie mit den Log-linearen-Modellen wird auch bei den Lancaster-Modellen eine Reparametrisierung der Zellwahrscheinlichkeiten der Kontingenztafel durchgeführt, um dann durch Weglassen, d.h. Nullsetzen, von Termen "höherer Ordnung" zu Modellen zu gelangen, die durch weniger Parameter als die Multinomialverteilung beschrieben sind.

Lancaster (1969) gab eine Definition von Abhängigkeiten s-ter Ordnung. Diese Definition ist für den allgemeinen Fall gemischter Daten verwendbar. Für qualitative Daten und unter der Voraussetzung, daß keine Abhängigkeiten höherer als s-ter Ordnung vorhanden sind, hat Zentgraf (1975) eine Darstellung der Erwartungswerte im Modell in Abhängigkeit von den $(s-1)$-dimensionalen Randtafeln gegeben. Für den 3-dimensionalen Fall ($m_1 = 3$) erhält man im <u>Lancaster-Modell</u> <u>2-ter</u> <u>Ordnung</u> als Lancaster-Schätzer M^L_{ijk} der Erwartungswerte $E(M_{ijk})$ $(i,j,k) \in S^{(1)}$:

$$M^L_{ijk} = M_{ijo} \cdot M_{ook} + M_{iok} \cdot M_{ojo} + M_{ojk} \cdot M_{ioo} - 2 \cdot M_{ioo} \cdot M_{ojo} \cdot M_{ook} \quad (4.4)$$

Der Vorteil der Lancaster-Reparametrisierung besteht in der Möglichkeit, die Schätzwerte explizit darzustellen. Somit erübrigt sich die Benutzung einer iterativen Prozedur, wie sie bei den Log-linearen-Modellen notwendig ist.

Das <u>Lancaster-Modell</u> <u>1-ter</u> <u>Ordnung</u> entspricht ebenfalls dem Unabhängigkeit-Modell. Somit bilden sowohl das Lancaster- wie auch das Log-lineare Modell eine Verallgemeinerung der klassischen Unabhängigkeitsdefinition. Eine ausführliche Diskussion des Lancaster-Modells findet sich in Victor (1977), Victor et al. (1974) und Trampisch (1978,1982).

Im Spezialfall ausschließlich dichotomer Merkmale ($z_i=2$, $i=1,\ldots,m_1$) ist das Lancaster-Modell identisch mit dem <u>Bahadur-Modell</u> (Bahadur, 1961; Lazarsfeld, 1961).

4.2 Adaptiver Nächste-Nachbarn-Schätzer

Wie bereits in 4.1.1 angedeutet, werden wir in den folgenden Abschnitten den von Hills (1967) eingeführten Nächste-Nachbarn-Schätzer derart modifizieren, daß er zu einem asymptotisch erwartungstreuen Schätzer wird. Die Idee ist, die Gewichtsfaktoren λ_0 und λ_1 aus der Stichprobe zu bestimmen, und zwar derart, daß λ_0 mit wachsendem Stichprobenumfang gegen 1 und entsprechend λ_1 gegen 0 strebt.

4.2.1 Eine Klasse von Schätzern

Wir werden im folgenden eine von Wang und van Ryzin (1981) gegebene Definition einer diskreten Gewichtsfunktion im Hinblick auf die k-Nächste-Nachbarn-Schätzung modifizieren.

<u>Definition</u>:

Es sei

$$W(s,a,b) : [0,1] \times S^{(1)} \times S^{(1)} \to [0,1].$$

$W(s,a,b)$ heißt <u>diskrete Gewichtsfunktion</u>, falls gilt:

i) $\displaystyle\sum_b W(s,a,b) = 1$ für alle $a \in S^{(1)}$, $s \in [0,1]$

ii) $W(0,a,b) = I(a,b)$ für alle $a,b \in S^{(1)}$

iii) $W(s,a,b)$ ist stetig an $s_0 = 0$

Die Summation in i) ist über alle $b \in S^{(1)}$ durchzuführen.

Wir nennen s <u>Gewichtsfaktor</u>. Der Gewichtsfaktor soll in Abhängigkeit vom Stichprobenumfang n festgelegt werden ($s = s_n$) mit:

$$s_n \to 0 \qquad \text{für } n \to \infty.$$

Als Schätzer für die Zellwahrscheinlichkeiten $p(a)$ verwenden wir eine Linearkombination der relativen Häufigkeiten $M_n(a)$:

$$\tilde{p}_n(a) = \sum_b W(s_n,a,b) \cdot M_n(b). \tag{4.5}$$

Eine mögliche Wahl einer Gewichtsfunktion ist die folgende:

$$W(s,a,b) = \begin{cases} \dfrac{s}{c} & \text{für} \quad d(a,b) = 1 \quad\quad a,b \in S^{(1)} \\ 1-s & \text{für} \quad d(a,b) = 0 \quad\quad s \in [0,1] \\ 0 & \text{für} \quad d(a,b) > 1 \end{cases} \quad (4.6)$$

Wir nennen (4.6) <u>gleichmäßige Gewichtsfunktion</u>. In der Gewichts-
funktion (4.6) erhalten neben der Zellhäufigkeit nur die nächsten
Nachbarn (k=1) ein Gewicht ungleich Null. Die Anzahl der nächsten
Nachbarn (in 4.1.1 c_1) wird nun ohne Index mit c bezeichnet. Eine
Verallgemeinerung auf k> 1 ist problemlos möglich.

Mit der so gewählten Gewichtsfunktion entspricht der Schätzer
$\tilde{p}_n(a)$ dem von Hills vorgeschlagenen Schätzer für k=1 (4.2).
Anstelle der Konstanten λ_0 und λ_1 treten in (4.6) die Werte der
Gewichtsfunktion.

Der mit (4.5) gegebene Ansatz ist jedoch sehr viel allgemeiner
als der von Hills vorgeschlagene. Diese Verallgemeinerung ist
zudem von praktischer Bedeutung. So ist man bei der Wahl der
Gewichte nicht an eine formale Abstandsdefinition gebunden,
sondern kann die Gewichte problemabhängig wählen. Hierdurch wird
ein großes Feld an Wahlmöglichkeiten eröffnet. Wir verzichten in
dieser Arbeit auf eine problemabhängige Wahl der Gewichtsfunktion, da dies zu weiteren nicht-methodischen Problemen führt.

Mit dem Ansatz (4.5) ist es zudem möglich die in den Abschnitten
4.1.2 und 4.1.3 dargestellen Schätzer, zu konsistenten Schätzern
zu erweitern. Insbesondere für den Unabhängigkeit-Schätzer (4.3)
scheint diese Modifikation sinnvoll. Auf die Möglichkeit, durch
die Verwendung einer Gewichtsfunktion jeden beliebigen Schätzer
zu einem konsistenten Schätzer erweitern zu können, werden wir
ebenfalls nicht weiter eingehen.

Wir werden im Ansatz (4.5) ausschließlich die gleichmäßige Gewichtsfunktion (4.6) verwenden.

Es wird sich zeigen, daß die im Sinne des mittleren quadratischen
Fehlers optimale Wahl s_n^* des Gewichtsfaktors s_n abhängt von
$p=(p(a))_{a\in S^{(1)}}$, das heißt: $s_n^*=s_n^*(p)$.

Für gegebene Zellwahrscheinlichkeiten p werden wir im folgenden
Abschnitt die Gewichtsparamter s_n^* so bestimmen, daß mit

$$p_n^*(a) = \sum_b W(s_n^*,a,b)\cdot M_n(b) \qquad (4.7)$$

gilt:

$$E\left(\sum_b (p_n^*(b) - p(b))^2 \right)$$

$$= \min_{s \in [0,1]} E\left(\sum_b [\tilde{p}_n(b) - p(b)]^2 \right) \ . \tag{4.8}$$

Anstelle von $p(a)$ werden wir die relativen Häufigkeiten $M_n(a)$ in der optimalen Lösung verwenden und eine Folge $\hat{s}_n = \hat{s}_n(M_n)$ mit $M_n = (M_n(a))_{a \in S}(1)$ erhalten. Als Schätzer für die Zellwahrscheinlichkeiten verwenden wir dann

$$\hat{p}_n(a) = \sum_b W(\hat{s}_n, a, b) \cdot M_n(b) \ . \tag{4.9}$$

Wegen der Vertauschbarkeit der Summation und Grenzwertbildung erhält man folgenden Satz (Wang und van Ryzin, 1981):

Satz: Es sei W eine diskrete Gewichtsfunktion.
 Es gelte $P(\hat{s}_n \in [0,1]) = 1$. Dann gilt:
 Aus $\hat{s}_n \to 0$ $(n \to \infty)$ mit Wkt. 1 folgt:
 $\hat{p}_n(a) \to p(a)$ mit Wkt. 1 $(n \to \infty)$ für alle $a \in S^{(1)}$.

Dieser Satz rechtfertigt das Ersetzen der optimalen Lösung s_n^* durch die Schätzung $\hat{s}_n$.

4.2.2 Optimale Wahl des Gewichtsfaktors

Wir wollen die Wahl des Gewichtsfaktors s_n in (4.6) so vornehmen, daß der mittlere quadratische Schätzfehler (4.1) minimal wird. Dies bedeutet, daß in Abhängigkeit vom Stichprobenumfang n ein Gewichtsfaktor s_n^* zu bestimmen ist, so daß (4.8) erfüllt ist.

Es gilt

$$E\left(\sum_b [p_n^*(b) - p(b)]^2\right)$$

$$= \sum_b \mathrm{Var}(p_n^*(b)) + \sum_b [E(p_n^*(b)) - p(b)]^2$$

$$= \frac{1}{n} \sum_a \sum_b W^2(s_n^*,a,b)\cdot p(b) - \frac{1}{n} \sum_a [\sum_b W(s_n^*,a,b)\cdot p(b)]^2$$

$$+ \sum_a [\sum_b W(s_n^*,a,b)\cdot p(b) - p(a)]^2 \ .$$

Die optimale Wahl von s_n in (4.5) für die Gewichtsfunktion (4.6) ist einfach zu bestimmen. Mit $C(a)$ als Menge der nächsten Nachbarn (in 4.1 $C_1(a)$) zu a und

$$\bar{p}(a) = \frac{1}{c} \sum_{b \in C(a)} p(b)$$

erhält man als optimale Lösung im Sinne von (4.8):

$$s_n^* = \frac{1 + \sum p(a)(\bar{p}(a) - p(a))}{1 + \frac{1}{c} + (n-1)\cdot \sum(\bar{p}(a) - p(a))^2} \ . \qquad (4.10)$$

Die Summation ist durchzuführen über alle $a \in S^{(1)}$.

Verwendet man in (4.2) nur die nächsten Nachbarn (k=1) zur Schätzung von p(a), so ist der hier beschriebene Weg der adaptiven Schätzung bis auf eine Normierung ein Spezialfall der von Hall(1981) angegebenen adaptiven Nächste-Nachbarn-Schätzung. Hall verwendete $\tilde{p}_n(a)$ (4.2) als Schätzer, ohne jedoch die Konstanten $\lambda_0,\ldots,\lambda_k$ so zu normieren, daß

$$\sum_{a \in S^{(1)}} \tilde{p}_n(a) = 1 \qquad\qquad \text{erfüllt ist.}$$

4.3   Sonstige Schätzer

Die wichtigste bisher nicht erwähnte Klasse von Schätzern bilden
die sogenannten **Kernschätzer**. Die Methode wurde von Aitchison und
Aitken (1976) vorgeschlagen. Sie besteht in der Übertragung der
für stetige Dichten von Rosenblatt (1956) und Parzen (1963) eingeführten Kern-Schätzer auf diskrete Dichten.

Wählt man als Gewichtsfunktion

$$
W(s,a,b) = \begin{cases} \dfrac{s}{z-1} & \text{für } a \neq b \\[2em] 1 - s & \text{für } a = b \end{cases}
$$

so erhält man mit (4.5) den von Aitchison und Aitken vorgeschlagenen Kernschätzer. Der Gewichtsfaktor s wird bei Kernschätzern
üblicherweise mit **Bandbreite** bezeichnet.

Bevor Aitchison und Aitken die Kernschätzer einführten, wurden
bereits Linearkombinationen der relativen Zellhäufigkeiten anstelle der Maximum-Likelihood-Schätzer als Schätzer für die Zellwahrscheinlichkeiten vorgeschlagen (Dickey, 1968, Fienberg und
Holland, 1972).

Da diese Schätzer alle auf dem Ansatz (4.5) beruhen, sind die
Unterschiede zwischen den Schätzmethoden auf die Wahl der Gewichtsfunktion und der Bestimmung des Gewichtsfaktors begrenzt.
Die wesentliche Unterschiede zwischen den einzelnen Arbeiten sind
bei dem Vorgehen zur Wahl des Gewichtsfaktors zu finden. Eine
ausführliche Darstellung zu vorgeschlagenen Methoden für die Wahl
der Bandbreite bei Kernschätzern in Abhängigkeit vom Stichprobenumfang findet sich bei Titterington (1980).

Vielfach wurden auch sogenannte Produktkerne (Aitchison und
Aitken, 1976, Habbema et al., 1978) zum Schätzen der Zellwahrscheinlichkeiten vorgeschlagen. Dieser Ansatz, der einer
"lokalen" Unabhängigkeitsvoraussetzung entspricht, führt bei
stetiger Zufallsvariabler zu konsistenten Dichteschätzern.

Bei diskreter Zufallsvariaber führt der Produktansatz im Allgemeinen nicht zu konsistenten Schätzern der Zellwahrscheinlichkeiten.
Ein weiterer Ansatz - ursprünglich vorgeschlagen von Martin und
Bradley (1972) - besteht darin, die Realisationen der Zufalls-

variablen $(A_1,\ldots,A_n)$ durch eine orthogonale Klasse von Funktionen (zum Beispiel Polynome) darzustellen. Dies entspricht in etwa dem Vorgehen bei der Varianzanalyse mit einer Zeitvariablen, bei dem der Ablauf durch ein Zerlegen in lineare und höhere Zeiteinflüsse (Trends) zu erklären versucht wird. Die Idee wurde später von Hall (1983b) wieder aufgegriffen. Eine praktische Bedeutung hat sie bisher nicht gewonnen.

4.4 Vergleich von Schätzmethoden

Die adaptive Nächste-Nachbarn-Schätzung der Zellwahrscheinlichkeiten bietet den Vorteil, daß sie zu konsistenten Schätzungen
führt. Entscheidend für die Benutzung eines Schätzers in praktischen Anwendungen sind jedoch nicht seine asymptotischen Eigenschaften, sondern sein Verhalten bei kleinen Stichprobenumfängen.
Um eine Vorstellung über die Güte der Anpassung bei kleinen
Stichprobenumfängen zu erhalten, vergleichen wir die adaptive
Nächste-Nachbarn-Schätzung mit den Maximum-Likelihood-Schätzern
sowie zwei weiteren Schätzmethoden.

Für diesen Vergeich verwenden wir die in Kapitel 3 dargestellten
vier Datensätze. Die jeweils verwendeten Merkmale, deren Ausprägungen sowie gegebenenfalls verwendete Klassierungen sind in
Tabelle 4.1 zusammengestellt.

Tabelle 4.1:   Verwendete Merkmale bei Simulationsuntersuchung
                (stetige Merkmale klassiert)

Studie	verwendete Merkmale	Klassierung bzw. Ausprägungen
ernste Kopf-verletzungen	1. Alter [Jahre] 2. EMV Score 3. Augenindex	$\leq$ 46, > 46 $\leq$ 6, > 6 1, 2, 3
Harninkon-tinenz	1. imperativer Harndrang 2. Nykturie 3. Miktions-frequenz	1, 2, 3 1, 2 1, 2, 3
Morbus Crohn	1. Albumin [g/l] 2. Befall 3. Therapie	$\leq$ 38, > 38 1, 2, 3 1, 2, 3, 4
Langzeit-beatmung	1. Alter [Jahre] 2. $F_I O_2$ [%] 3. Beatmungsdauer [Tage]	$\leq$ 9, (9,65], > 65 $\leq$ 50, > 50 $\leq$ 4, (4,10], > 10

Die exakte Berechnung des mittleren quadratischen Schätzfehlers
ist auf einfache Weise nur für den Maximum-Likelihood-Schätzer
möglich. Wir verwenden daher zur Angabe einer Schätzung des
mittleren quadratischen Schätzfehlers eine Monte-Carlo-Untersuchung.

Als Schätzung $(\widehat{MQS})$ für den mittleren quadratischen Schätzfehler
(MQS) einer Schätzmethode für einen Stichprobenumfang n_o verwenden wir den Mittelwert der quadratischen Schätzfehler aus
einer Anzahl simulierter Stichproben vom Stichprobenumfang n_o.

Um eine bessere Vergleichbarkeit zwischen den Datensätzen zu
erreichen, normieren wir den Mittelwert der quadratischen Schätzfehler $(\widehat{MQS})$ mit der Anzahl z der Zellen der Kontingenztafel. In
allen Abbildungen und Tabellen geben wir die Wurzel aus dieser
Größe

$$\widehat{MS} = (\frac{1}{z} \widehat{MQS})^{\frac{1}{2}}$$

an.

Wir verwenden $\widehat{MS}$ als Schätzung für den <u>mittleren Schätzfehler pro
Zelle (MS)</u>:

$$MS = (E(\frac{1}{z} \sum_b [\hat{p}_n(b) - p(b)]^2))^{\frac{1}{2}} . \qquad (4.11)$$

$\hat{p}_n(b)$ bezeichnet dabei die mit den verschiedenen Methoden geschätzte Zellwahrscheinlichkeit.

Da (4.11) eine monotone Transformation von (4.1) darstellt, ist
das für die Anpassung verwendete Gütekriterium äquivalent mit dem
für die Wahl des Gewichtsparameters (4.10).

4.4.1   Verwendete Schätzmethoden und Durchführung des Vergleichs

Als Schätzer für die Zellwahrscheinlichkeiten verwenden wir:

a) Maximum-Likelihood-Schätzer (ML-Schätzer)
b) Adaptiver Nächste-Nachbarn-Schätzer (ANN-Schätzer)
c) Log-Linearen-Schätzer 2-ter Ordnung (LO-Schätzer)
d) Lancaster-Schätzer 2-ter Ordnung (LA-Schätzer)
e) Unabhängigkeit-Schätzer (U-Schätzer).

Die Maximum-Likelihood-Schätzer sind die relativen Häufigkeiten in der Stichprobe (vergleiche 4.1).

Der adaptive Nächste-Nachbarn-Schätzer wurde ausführlich in 4.2 diskutiert.

Als Log-Linearen-Schätzer 2-ter Ordnung bezeichnen wir den sich aus der Reparametrisierung im Log-Linearen-Modell unter Vernachlässigung von Wechselwirkungen höherer als zweiter Ordnung ergebenden Schätzer der Zellwahrscheinlichkeiten (vergleiche 4.1.2).

Als Lancaster-Schätzer 2-ter Ordnung bezeichnen wir entsprechend den sich aus dem Lancaster-Modell unter Vernachlässigung von Wechselwirkungen höherer als zweiter Ordnung ergebenden Schätzer der Zellwahrscheinlichkeiten (vergleiche 4.1.3).

Als Unabhängigkeit-Schätzer bezeichnen wir den sich unter der üblichen Unabhängigkeit-Hypothese ergebenden Schätzer der Zellwahrscheinlichkeiten (vergleiche 4.1.2).

Alle hier aufgeführten Schätzmethoden - außer dem adaptiven Nächste-Nachbarn-Schätzer - wurden zur Schätzung der Zellwahrscheinlichkeiten bei der Diskriminanzanalyse vorgeschlagen (vergleiche zum Beispiel Dillon und Goldstein, 1977).

Den Vergleich der Schätzmethoden bei verschiedenen Stichprobenumfängen können wir für jeden der in Kapitel III eingeführten vier Datensätzen für jeweils zwei Gruppen durchführen. Wir geben die Ergebnisse nur für jeweils eine Gruppe wieder. Um möglichst realistische Zellwahrscheinlichkeiten zu erhalten, verwenden wir die relativen Häufigkeiten jeweils derjenigen Gruppe mit dem größeren Stichprobenumfang als zugrundeliegende Zellwahrscheinlichkeiten $p(a)$, $a \in S^{(1)}$.

Ziel der folgenden Untersuchung ist es, die Abhängigkeit der mittleren quadratischen Schätzfehler der verschiedenen Schätzmethoden vom Stichprobenumfang n darzustellen. Wir führen den Vergeleich der Schätzmethoden bei den Stichprobenumfängen n = 10, 20, 50, 100, 500, 1000 und 5000 durch. Von großer praktischer Bedeutung sind hauptsächlich die Stichprobenumfänge n = 20, 50, 100.

Für jeden der oben genannten Stichprobenumfänge n_0 werden gemäß der sich mit den Parametern $(p(a))_{a \in S}(1)$ ergebenden Multinomialverteilung n_0 unabhängig identisch verteilte Realisationen der Zufallsvariablen $A = (A_1,....,A_{m_1})$ erzeugt. Für jede dieser Stichproben werden anschließend die Schätzwerte für die Zellwahrscheinlichkeiten $p(a)$, $a \in S^{(1)}$ nach den Methoden a) bis e) berechnet und die entsprechenden Mittwerte der quadratischen Schätzfehler bestimmt. Dieses Zufallsexperiment wird für jeden Stichprobenumfang n_0 20mal wiederholt. Die Mittelwerte und Standardabweichungen der quadratischen Schätzfehler über diese 20 Wiederholungen werden bestimmt.

4.4.2 Ergebnisse des Vergleichs

In den Abbildungen 4.1 bis 4.4 ist der mittlere Schätzfehler für
die vier verschiedenen zugrundeliegenden Multinomialverteilungen
dargestellt. Die Standardabweichungen der Mittelwerte sind in
allen Fällen so klein, daß sie erst in die dritten Nachkommastel-
len eingehen, für Stichprobenumfänge größer oder gleich 500 sind
sie in allen Fällen kleiner als 0.001. Sie sind daher nicht
eingezeichnet.

In allen Abbildungen ist deutlich zu erkennen, daß für große
Stichprobenumfänge (etwa über 100) die **Konvergenzgeschwindigkeit**
des **adaptiven Nächste-Nachbarn-Schätzers** identisch mit der des
Maximum-Likelihood-Schätzers ist. Dies ist unmittelbar aus der
Wahl des Gewichtsparamters s_n in (4.11) erkennbar, da dieser mit
1/n gegen Null konvergiert und damit der Nächste-Nachbarn-Schätzer gleiche asymptotische Eigenschaften wie der Maximum-Likelihood-Schätzer besitzt. Formale Beweise für diese Aussage findet
man bei Wang und van Ryzin sowie bei Hall. Bei den betrachteten
Beispielen ist diese asymptotische Gleichheit etwa ab Stichprobenumfängen, die in der Größenordnung der 10-fachen Zellzahl der
Kontingenztafel liegen, erkennbar.

Ganz unterschiedlich hingegen ist das **asymptotische Verhalten** der
Anpassung bei den **drei übrigen Schätzmethoden**. Dieses ist wie
bereits in 4.1 bemerkt von dem (quadrierten) asymptotischen Bias
des Schätzers abhängig. Dieser Grenzwert kann für große Stichprobenumfänge (im Mittel) nicht unterschritten werden. Da der
asymptotische Bias eine spezifische Größe für jeden einzelnen
Datensatz darstellt, kann dieser Grenzwert für diese Schätzmethoden von Datensatz zu Datensatz theoretisch sehr unterschiedlich sein.

Für den **Unabhängigkeit-Schätzer** sind bei den vier verwendeten
Beispielen alle Stufen von einer äußerst **schlechten** (Abb. 4.1)
bis hin zu einer **befriedigenden asymptotischen Anpassung** (Abb.
4.3) vorhanden. Dies zeigt sehr deutlich, daß die theoretisch
möglichen "schlechten" Datensätze für den Unabhängigkeit-Schätzer
in praxi tatsächlich auch vorhanden sind. Schon aufgrund dieses
Ergebnisses kann vor einer **pauschalen Verwendung des Unabhängigkeit-Schätzers nur gewarnt werden.**

Für den **Log-linearen-Schätzer** und den **Lancaster-Schätzer** ist die
asymptotische Anpassung hingegen immer sehr **befriedigend**. Hierbei

ist jedoch zu beachten, daß in allen Beispielen nur 3 qualitative Merkmale (m_1=3), allerdings mit unterschiedlich großen Anzahlen an Ausprägungen, gewählt wurden. Damit sind bei einem Modell, in dem alle 2-dimensionalen Randtafeln berücksichtigt werden, fast ebenso viele Parameter wie für die Multinomialverteilung, zu schätzen. Für die verwendeten Beispiele ergibt sich aus der Sicht des asymptotischen Bias keine einschränkende Empfehlung für die Verwendung dieser beiden Schätzmethoden.

Aufgrund der asymptotischen Betrachtungen sind lediglich Aussagen möglich, welche die asymptotische Verzerrung eines Schätzers betreffen. Ist diese asymptotische Verzerrung für einen Datensatz groß, so ist jedoch zu erwarten, daß auch bei kleinen Stichprobenumfängen, selbst durch einen sehr kleinen Varianzanteil, keine Verkleinerung des mittlerern Schätzfehlers gegenüber dem mittleren Schätzfehler des Maximum-Likelihood-Schätzers resultieren kann. Dies spiegelt sich dann auch für den **Unabhängigkeit-Schätzer** in Abbildung 4.1 wider. Selbst für einen Stichprobenumfang von 10 ist der mittlere Schätzfehler des Maximum-Likelihood-Schätzers praktisch nicht größer als der des Unabhängigkeit-Schätzers. Ist hingegen der asymptotische Bias des Unabhängigkeit-Schätzers klein, so besitzt dieser sogar für mittlere Stichprobenumfänge einen kleineren mittleren Schätzfehler als der Maximum-Likelihood-Schätzer. Dies ist in Abbildung 4.3. zu erkennen.

Der **mittlere Schätzfehler** des **Log-Linearen-** und **Lancaster-Schätzers** bei **kleinen Stichprobenumfängen** ist in **allen Beispielen kaum besser** als die des **Maximum-Likelihood-Schätzers**. Die kleine asymptotische Verzerrtheit hat hier offensichtlich eine große Varianz bei kleinen Stichprobenumfängen zur Folge. Der mittlere Schätzfehler der beiden Schätzer ist bei allen vier Beispielen fast ebenso groß wie der des Maximum-Likelihood-Schätzers. Die Ursache für dieses Ergebnis ist sicherlich darin zu suchen, daß mit den beiden Schätzmethoden die Anzahl der zu schätzenden Parameter nicht wesentlich reduziert wird.

Bei keiner der bisher für kleine Stichprobenumfänge betrachteten Schätzmethode ist die Größe des Biasanteils durch einen aus der Stichprobe bestimmbaren Wert veränderbar. Dieser Vorteil der adaptiven Schätzer muß sich jedoch dann, wenn der Gewichtsparameter aus der Stichprobe geschätzt werden muß, nicht unbedingt in einer Verkleinerung des mittleren Schätzfehlers gegenüber des mittleren Schätzfehlers des Maximum-Likelihood-Schätzers bemerkbar machen. In **allen vier verwendeten Beispielen** ist jedoch bei **kleinen Stichprobenumfängen** eine bemerkenswerte **Verkleinerung des mittleren Schätzfehlers** bei Verwendung des **adaptiven Nächste-NachbarnSchätzers** gegenüber des mittleren Schätzfehlers des Maximum-Likelihood-Schätzers zu erkennen.

Bei **kleinen Stichprobenumfängen** zeigt sich, zwar unterschiedlich im Ausmaß, aber **gleichmäßig** bei allen vier Datensätzen, eine **Überlegenheit** des **adaptiven Nächste-Nachbarn-Schätzers**, praktisch gleichmäßig und sogar **gegenüber allen anderen betrachteten** Schätzverfahren. Da bei **großen Stichprobenumfängen** der **adaptive Nächste-Nachbarn-Schätzer** die **guten Eigenschaften des Maximum-Likelihood-Schätzers** besitzt, bedeutet dies, daß eine **Entscheidung bezüglich des Schätzverfahrens** in den Beispielen **nicht vom Stichprobenumfang abhängig** gemacht werden muß. Der adaptive Nächste-Nachbarn-Schätzer erweist sich als mindestens immer genauso gut wie das nächstbeste Schätzverfahren, unabhängig davon, ob es sich dabei um den Unabhängigkeit-Schätzer, wie in Abbildung 4.3 für die Stichprobenumfänge 10 bis 100, oder um den MaximumLikelihood-Schätzer, wie in Abbildung 4.1 für die Stich-probenumfänge 100 bis 5000, handelt.

Der adaptive Nächste-Nachbarn-Schätzer erwies sich in den vier Beispielen allen anderen bisher verwendeten Schätzmethoden als deutlich überlegen. Wir erhielten ohne zusätzliche Verteilungs-annahmen einen konsistenten Schätzer mit guten Eigenschaften. Ob diese Eigenschaften auch bei anderen Datensätzen voll erhalten bleiben, kann nicht mit Sicherheit vorhergesagt werden. Allerdings läßt die globale Überlegenheit des adaptiven Nächste-Nachbarn-Schätzers bei den verwendeten vier Beispielen auch gute Eigenschaften bei anderen medizinischen Datensätzen erwarten.

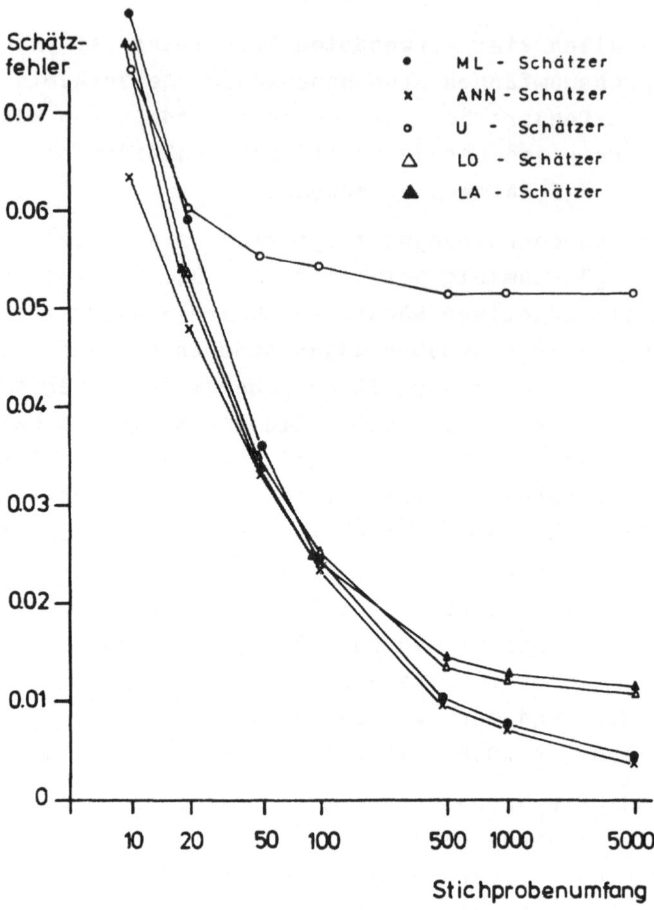

Abbildung 4.1:

Mittlerer Schätzfehler $(\widehat{MS})$ aus 20 Wiederholungen für
verschiedene Stichprobenumfänge.
Zugrundeliegende Zellwahrscheinlichkeiten (12 Zellen):
Gruppe "schlecht erholt" der Studie über ernste
Kopfverletzungen (389 Fälle).

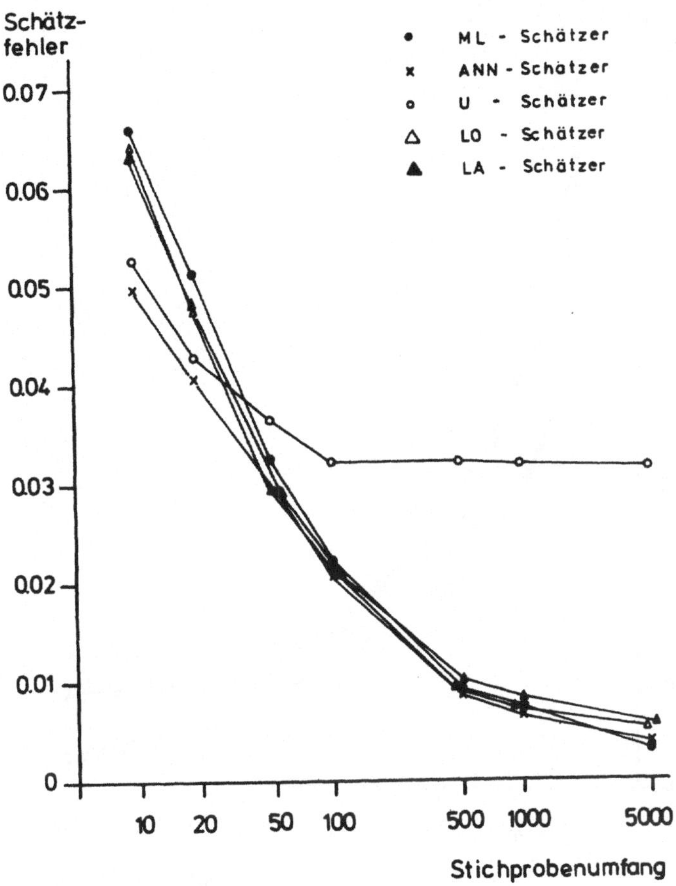

Abbildung 4.2:

Mittlerer Schätzfehler ($\widehat{MS}$) aus 20 Wiederholungen für
verschiedene Stichprobenumfänge.
Zugrundeliegende Zellwahrscheinlichkeiten (18 Zellen):
Gruppe "streßinkontinent" der Harninkontinenz-Studie (488 Fälle).

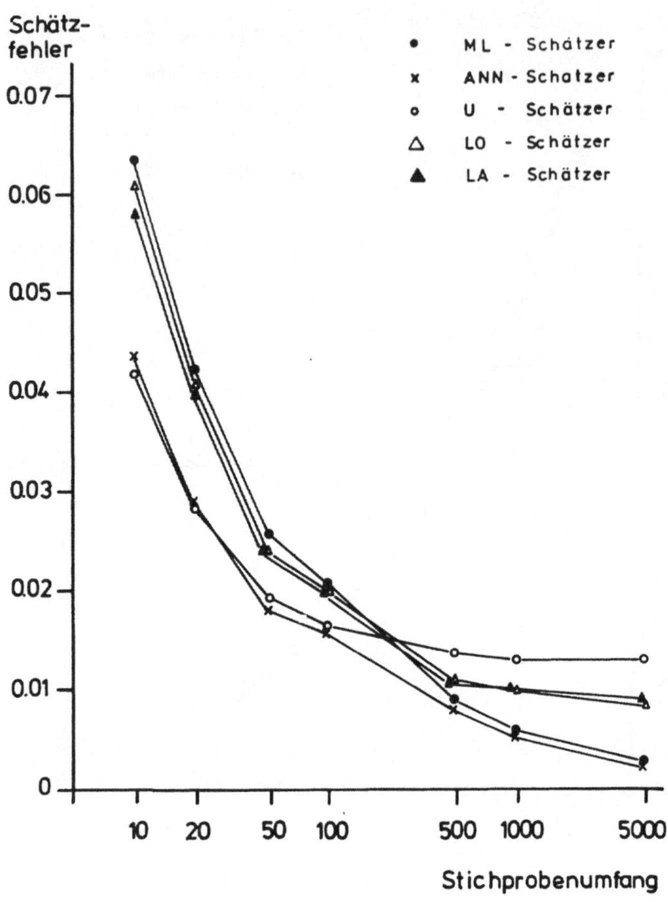

Abbildung 4.3:

Mittlerer Schätzfehler ($\widehat{MS}$) aus 20 Wiederholungen
für verschiedene Stichprobenumfänge.
Zugrundeliegende Zellwahrscheinlichkeiten (24 Zellen):
Gruppe "Therapieversager" der Crohn-Studie (164 Fälle).

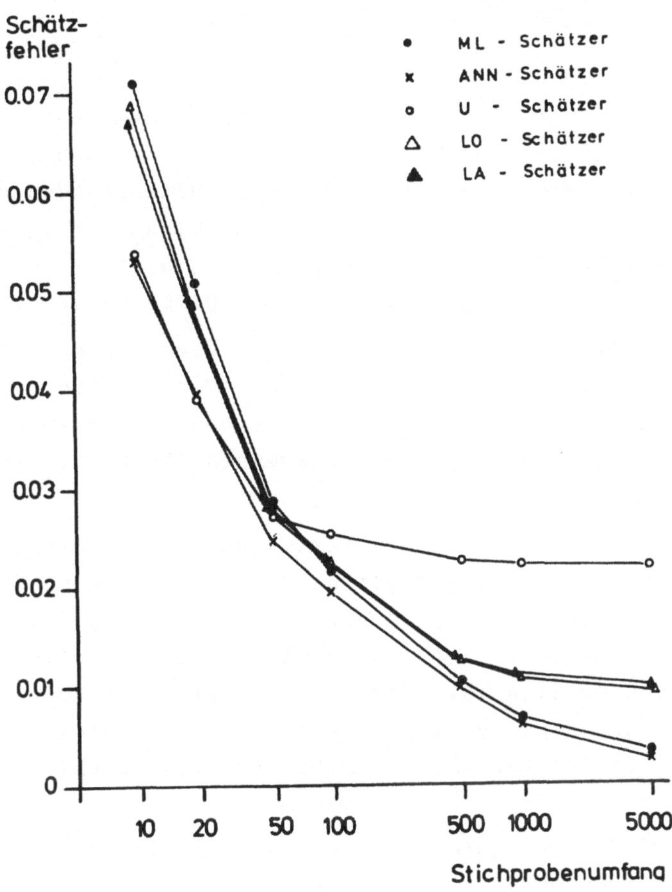

Abbildung 4.4:

Mittlerer Schätzfehler ($\widehat{MS}$) aus 20 Wiederholungen für verschiedene Stichprobenumfänge.
Zugrundeliegende Zellwahrscheinlichkeiten (18 Zellen):
Gruppe "verstorben" der Studie
über Langzeitbeatmung (148 Fälle).

4.5   Einfluß des Schätzens des Gewichtsfaktors

Die mit (4.10) in Abhängigkeit vom Stichprobenumfang gegebene optimale Wahl s_n^* des Gewichtsfaktors s_n wurde in dem in Abschnitt 4.3.2 gegebenen Vergleich verschiedener Schätzmethoden durch einen Schätzwert $\hat{s}_n$ ersetzt. Für die Bestimmung von $\hat{s}_n$ wurden anstelle der Wahrscheinlichkeiten $p(a)$, $a \in S^{(1)}$ in (4.10) die relativen Häufigkeiten $M_n(a)$ in der Stichprobe verwendet.

Obwohl zur Schätzung des Gewichtsfaktors wieder die relativen Häufigkeiten in der Stichprobe verwendet werden, führte dieses Vorgehen zu einer wesentlichen Verbesserung des Maximum-Likelihood-Schätzers, wie wir im vorangegangenen Abschnitt demonstrieren konnten.

Für das Schätzen des Gewichtsfaktors sind auch andere Methoden als die von uns verwendete möglich. Dabei stellt sich die Frage, inwieweit eine Verbesserung der Parameterschätzung mit dem gewählten Ansatz (4.5) in Verbindung mit der Gewichtsfunktion (4.6) überhaupt noch möglich ist. Hierzu haben wir in Tabelle 4.2 den Einfluß des Schätzens des Gewichtsfaktors gegenüber der optimalen Wahl auf das Zielkriterium, den mittleren Schätzfehler dargestellt.

Der optimale mittlere quadratische Schätzfehler (MQS*) ist für einen Stichprobenumfang n gegeben durch

$$MQS^* = E\left(\sum_a [p_n^*(a) - p(a)]^2 \right) \quad . \tag{4.12}$$

Die Bestimmung von $p_n^*(a)$ erfolgt gemäß (4.7) mit dem aufgrund der vorgegebenen Wahrscheinlichkeiten $p(a)$ aus (4.10) berechneten Gewichtsfaktor s_n^*. Der optimale mittlere quadratische Schätzfehler wurde wiederum durch Monte-Carlo-Untersuchungen, wie sie in 4.3.1 beschrieben sind, geschätzt. Wie in den Abbildungen 4.1 bis 4.4 ist auch in Tabelle 4.2 entsprechend die Schätzung $(\widehat{MS})$ für den optimalen mittleren Schätzfehler pro Zelle (MS*) angegeben.

Man stellt fest, daß der Einfluß des Schätzens des Gewichtsfaktors bei den vier Datensätzen bis zu einem Stichprobenumfang von etwa 20 ganz erheblich ist. Dies gilt in sehr unterschiedlichem Ausmaße für alle vier Datensätze. Dabei scheint eher die spezielle Struktur des Datensatzes als die unterschiedliche Anzahl zu

schätzender Parameter eine ausschlaggebende Rolle zu spielen. So
ist bei einem Stichprobenumfang von 10 für die beiden Datensätze
mit 18 Zellen (Harninkontinenz-Studie und langzeitbeatmete Patienten) ein recht unterschiedlicher Gewinn durch eine Verbesserung der Schätzung des Gewichtsfaktors zu erwarten. Zu beachten
bleibt allerdings, daß die Standardabweichung zur Schätzung der
mittleren Schätzfehler in der Simulationsuntersuchung bei etwa
0.002 lag.

Für praktisch relevante Stichprobenumfänge, die für die betrachteten Beispiele nicht unter 20 liegen sollten, ist der zu erwar-
tende Gewinn durch eine Verbesserung der Schätzung des Gewichtsfaktors zu vernachlässigen.

Tabelle 4.2:

Mittlerer Schätzfehler pro Zelle ($\widehat{MS} \cdot 10^4$) bei optimaler Wahl (O)
und bei Schätzung (S) des Gewichtsparameters für vier Beispiele

Stich-proben-umfang	ernste Kopfverletzungen		Langzeitbeatmung		Crohn-Studie		Harninkontinenz	
	O	S	O	S	O	S	O	S
10	539	624	405	530	273	433	432	493
20	426	478	394	341	209	284	371	406
50	392	331	249	243	171	182	279	290
100	227	231	189	196	159	158	202	203
500	103	103	99	100	85	84	90	91
1000	76	76	64	65	55	55	70	70
5000	39	39	30	30	28	28	31	31

4.6   Zusammenfassende Bewertung

Anhand vier medizinischer Datensätze wurde die Güte der Anpassung des adaptiven Nächste-Nachbarn-Schätzers mit vier Standardschätzmethoden verglichen.

Der adaptive Nächste-Nachbarn-Schätzer hat sich bei allen vier Datensätzen gegenüber allen anderen Schätzmethoden als deutlich überlegen erwiesen.

Der Maximum-Likelihood-Schätzer besitzt bei kleinen Stichprobenumfängen einen wesentlich größeren Schätzfehler als der adaptive Nächste-Nachbarn-Schätzer.

V.   Schätzung der Erwartungswerte des stetigen Merkmals

5.1   Übersicht über vorgeschlagene Methoden

Für die Anwendung des Lokationsmodells ist die Schätzung der
Zellwahrscheinlichkeiten und der bedingten stetigen Dichten in
jeder Zelle notwendig. Das Schätzen der Zellwahrscheinlichkeiten
wurde in Kapitel IV behandelt.

Zum Schätzen der stetigen Dichten kommen neben den parametrischen
auch nicht-parametrische Dichteschätzer in Frage (Übersichten über
nicht-parametrische Verfahren von Wegmann, 1972, Victor, 1978,
Trampisch, 1980).

Die Anwendung nicht-parametrischer Schätzmethoden für die Erwartungswerte der stetigen Merkmale führt von dem Ansatz des
Loktionsmodells weg. Bei einer konsequenten Verwendung der Zuordnungsregel (2.6) kann man Zuordnungsgebiete erhalten, die nicht
im entferntesten mit der Lokationsvorstellung vereinbar sind: in
beliebig kleinen Intervallen eines stetigen Merkmals können bei
konstanten restlichen Merkmalen beliebig viele Unstetigkeits-
stellen der Schätzfunktion $G_{\hat{D}}$ liegen (dies bedeutet, daß die
Zuordnung zu einer Gruppe sich in einem kleinen Intervall zum
Beispiel bei Vergrößerung des stetigen Merkamls mehr als einmal
ändern kann). Vor der Anwendung nicht-parametrischer Dichteschätzer müssen daher zunächst Restriktionen eingeführt werden, mit
den nicht-sinnvolle Ergebnisse ausgeschlossen werden.

Neben dieser Schwierigkeit bei der Interpretation der Ergebnisse,
führt die Anwendung nicht-parametrischer Schätzmethoden auch auf
technische Probleme: die Fehlerratenbestimmung durch eine Integration über Zuordnungsbereiche ist, wenn überhaupt, nur noch
numerisch möglich. Eine empirische Überprüfung der Methoden
anhand medizinischer Datensätze, so wie sie in der vorliegenden
Arbeit angestrebt wird, scheint nur unter weiteren zusätzlichen
Vereinfachungen möglich zu sein.

Wir beschränken uns daher auf das Schätzen von Parametern bei
parametrischen Familien von Verteilungen. Wir behandeln im folgenden nur den einfachen Fall eines stetigen Merkmals X ($m_2=1$),
von dem wir weiterhin voraussetzen, daß es in jeder Zelle
$a \in S^{(1)}$ und in jeder Gruppe π_g, $g \in \{1,2\}$ normalverteilt ist.
Wir behandeln das Schätzproblem wieder unabhängig vom Zuordnungsproblem in einer (festen) Gruppe.

Es seien $X_a^{(\nu)}$ unabhängig verteilte Zufallsvariablen mit

$$X_a^{(\nu)} \sim N(\mu(a), \sigma_a^2) \qquad a \in S^{(1)}$$
$$\nu = 1, \ldots, n_a$$

Die Stichprobenumfänge n_a ($a \in S^{(1)}$) in jeder Zelle ergeben sich aus den absoluten Zellhäufigkeiten. Der Gesamtstichprobenumfang sei n:

$$n = \sum_{a \in S^{(1)}} n_a \ .$$

Will man die zellweisen Erwartungswerte des stetigen Merkmals schätzen, so bieten sich die zellweisen Mittelwerte

$$\bar{X}(a) = \frac{1}{n_a} \sum_{\nu=1}^{n_a} X_a^{(\nu)}$$

als Schätzer an.

$\bar{X}(a)$, $a \in S^{(1)}$ sind <u>Maximum-Likelihood-Schätzer</u> für die Parameter $\mu(a)$ der Normalverteilungen.

Für den Fall $n_a = 0$, $a \in S^{(1)}$ verwenden wir den Gesamtmittelwert

$$\bar{X} = \frac{1}{n} \sum_{a \in S^{(1)}} \sum_{\nu=1}^{n_a} X_a^{(\nu)}$$

als Schätzer für $\mu(a)$.

Als Schätzer für die Standardabweichungen verwenden wir die zellweisen empirischen Standardabweichungen $\hat{\sigma}_a$:

$$\hat{\sigma}_a = \left[\frac{1}{n_a - 1} \sum_{\nu=1}^{n_a} (\bar{X}(a) - X_a^{(\nu)})^2 \right]^{\frac{1}{2}} \ .$$

Für $n_a \leq 1$ verwenden wir

$$\hat{\sigma} = \left(\frac{1}{n-1} \sum_{a \in S^{(1)}} \sum_{\nu=1}^{n_a} (\bar{X} - X_a^{(\nu)})^2 \right)^{\frac{1}{2}} \ .$$

als Schätzer für σ_a.

In den folgenden Abschnitten sollen weitere Methoden zur Schätzung der Erwartungswerte behandelt werden.

Im Gegensatz zur Schätzung der Zellwahrscheinlichkeiten, für die zahlreiche Verfahren vorgeschlagen wurden, gibt es in der Literatur, neben dem Maximum-Likelihood-Schätzer, nur einen weiteren Vorschlag zur Schätzung der Erwartungswerte. Dieser beruht auf dem linearen Modell der Varianz- und Regressionsanalyse.

5.1.1 Regression-Schätzer

Ähnlich wie bei dem Log-linearen-Modell, bei dem die Logarithmen der Zellwahrscheinlichkeiten reparametrisiert werden, werden im klassischen linearen Modell die Erwartungswerte des stetigen Merkmals reparamerisiert. Die Erwartungswerte werden als Linearkombinationen von Haupt- und Wechselwirkungsgliedern bezüglich der qualitativen Einflußgrößen dargestellt. Völlig analog zu der im Abschnitt 4.1.2 vorgenommenen Reparametrisierung erhält man für den 3-dimensionalen Fall unter Verwendung der Kontingenztafelnotation (μ_{ijk} anstelle von $\mu(i,j,k)$, $(i,j,k) \in S^{(1)}$) folgende Darstellung:

$$\mu_{ijk} = u + u_i^1 + u_j^2 + u_k^3 + u_{ij}^{12} + u_{ik}^{13} + u_{jk}^{23} + u_{ijk}^{123} \ .$$

Für die Modellparameter ($u, u_i^1, \ldots, u_{ijk}^{123}$) gelten weitere Nebenbedingungen.

Unter Vernachlässigung von Wechselwirkungsgliedern erhält man für die Erwartungswerte ein **lineares Modell 1-ter Ordung**:

$$\mu_{ijk} = u + u_i^1 + u_j^2 + u_k^3 \ . \tag{5.1}$$

Besitzen die (qualitativen) Einflußgrößen ein ordinales Skalenniveau, so bietet sich für die Modellparameter ein Regressionsansatz an:

$$u_i^l = u^l \cdot i \qquad l=1,2,3 \qquad i=1,\ldots,z_l \ .$$

Mithilfe des Regressionsmodells können auch Varianzanalysemodelle durch die Einführung sogenannter "Dummy-Variablen" dargestellt werden (vergleiche Draper und Smith, 1966, Kapitel 9).

Mit Standardmethoden der multiplen linearen Regression (Draper und Smith, 1966) und einer weiteren Voraussetzung ($\sigma_a^2 = \sigma^2$) erhält man kleinste-Quadrate-Schätzer für die Modellparameter und somit Schätzer $\hat{\mu}(a)$ für die Erwartungswerte $\mu(a)$, $a \in S^{(1)}$. Wir bezeichnen die so definierten Schätzer als <u>Regression-Schätzer 1-ter Ordnung</u>.

Die Benutzung dieser Schätzer im Lokationsmodell wird von Kzranowski (1975,1980) vorgeschlagen und an Beispielen demonstriert. Bereits früher wurden sie jedoch von Chang und Afifi (1974) erwähnt. Kzranowski schlägt zusätzlich vor, die qualitativen Merkmale mit mehr als 2 Ausprägungen in binäre Merkmale zu transformieren. Ein qualitatives Merkmal A mit $z > 2$ Ausprägungen kann immer in $z-1$ dichotome Merkmale überführt werden. Nimmt das qualitative Merkmal den Wert $j \neq z$ an, so wird das j-te dichotome Merkmal 1 und alle anderen 0 gesetzt. Nimmt das quantitative Merkmal den Wert z an, so erhalten alle $z-1$ dichotomen Merkmale den Wert 0. Diese Transformation erscheint für nominale Merkmale erforderlich.

Wir werden den Schätzer (5.1) mit der für nicht-binäre Merkmale durchgeführten Transformation in binäre Merkmale verwenden und die Bezeichnung Regression-Schätzer beibehalten. Für den Fall, daß der Regression-Schätzer aufgrund einer singulären Matrix nicht mit (5.1) direkt bestimmbar ist, sind sinnvolle Schätzungen für die Erwartungswerte im linearen Modell denkbar (zum Beispiel durch ausschließliche Verwendung der schätzbaren Parameter). Wir werden derartige Stichproben für die Schätzung des mittleren Schätzfehlers des Regression-Schätzers nicht verwenden.

Für den Regressionsansatz sind zahlreiche Varianten denkbar: Man könnte Wechselwirkungsglieder in Abhängigkeit von Testergebnissen zulassen oder diese aufgrund fachlicher Überlegungen auswählen. Diese Gedanken werden wir nicht weiter verfolgen.

Es bietet sich hier ein weites Feld möglicher Modifikationen an. Das Hauptziel dieser Arbeit besteht jedoch, wie bereits mehrfach erwähnt, darin, einen Beitrag zur Klärung der Frage zu leisten, ob eine Anwendung des Lokationsmodells bei medizinischen Fragestellungen überhaupt sinnvoll ist. Nur falls diese Frage nicht entschieden verneint werden kann, ist es sinnvoll, über Modifikationen nachzudenken.

5.2 Adaptiver Nächste-Nachbarn-Schätzer

Das in 4.2 benutzte Konzept zur adaptiven Schätzung der Zellwahrscheinlichkeiten soll nun zur Schätzung der Parameter von stetigen Verteilungsfunktionen benutzt werden. Wir wollen es verwenden, um anstelle der zellweisen Maximum-Likelihood-Schätzer für die Erwartungswerte der Normalverteilungen adaptive Nächste-Nachbarn-Schätzer für die Erwartungswerte zu erhalten.

5.2.1 Optimale Wahl des Gewichtsfaktors

Wir verwenden die durch (4.7) gegebene Gewichtsfunktion $W(s,a,b)$, wobei wir anstelle einer von $(a,b) \in S^{(1)} \times S^{(1)}$ unabhängigen Konstanten c abhängige Gewichte $c(a,b)$ wählen. Es sei

$$c(a) = \sum_{b \in C(a)} \frac{n_b}{\sigma_b^2}$$

und

$$c(a,b) = \frac{n_b}{\sigma_b^2} \frac{1}{c(a)} \quad . \tag{5.2}$$

Hiermit ergibt sich die Gewichtsfunktion

$$W(s,a,b) = \begin{cases} c(a,b) \cdot s & \text{für } d(a,b) = 1 \\ 1 - s & \text{für } d(a,b) = 0 \\ 0 & \text{für } d(a,b) > 1 \end{cases} \tag{5.3}$$

Diese Gewichtsfunktion entspricht vollkommen der gleichmäßigen Gewichtsfunktion (4.7) beim Schätzen der Zellwahrscheinlichkeiten. Da die Standardabweichungen der zellweisen Mittelwerte $X(a)$, zum einen aufgrund der unterschiedlichen Varianzen $\sigma^2(a)$ in den einzelnen Zellen und zum anderen wegen der ungleichen Stichprobenumfänge n_a, unterschiedlich sein können, wird dies bei der Wichtung der Mittelwerte der Nachbarzellen durch die Gewichte $c(a,b)$ berücksichtigt.

Mit dieser Gewichtsfunktion werden Nachbarzellen, deren Erwartungswerte mit größerer Varianz geschätzt werden, geringer gewichtet als Nachbarzellen, deren Erwartungswerte mit kleinerer Varianz geschätzt werden. Die Wichtung erfolgt reziprok zu den entsprechenden Varianzen.

Als Schätzer für die Erwartungswerte $\mu(a)$, $a \in S^{(1)}$ verwenden wir entsprechend (4.6) eine Linearkombination der zellweisen Mittelwerte:

$$\mu_n^*(a) = \sum_{b \in S^{(1)}} W(s_n^*,a,b) \cdot \bar{X}(b) \qquad (5.4)$$

Gesucht ist der Gewichtsfaktor s_n^*, so daß der Erwartungswert des Schätzfehlers

$$E\left(\sum_{a \in S^{(1)}} [\mu_n^*(a) - \mu(a)]^2 \right) \qquad (5.5)$$

minimal wird.

Aus

$$E\left(\sum_{a \in S^{(1)}} [\mu_n^*(a) - \mu(a)]^2 \right)$$

$$= \sum_{a \in S^{(1)}} \left(\mathrm{Var}(\mu_n^*(a)) + [E(\mu^*(a)) - \mu(a)]^2 \right)$$

$$= s_n^{*2} \sum_{a \in S^{(1)}} \frac{1}{c(a)} + (1 - s_n^*)^2 \sum_{a \in S^{(1)}} \frac{n_a}{\sigma_a^2}$$

$$+ \sum_{a \in S^{(1)}} s_n^{*2} \left[\frac{1}{c(a)} \sum_{b \in C(a)} \frac{n_b}{\sigma_b^2} \mu(b) - \mu(a) \right]^2$$

erhält man

$$s_n^* = \frac{\displaystyle\sum_{a \in S^{(1)}} \frac{\sigma_a^2}{n_a}}{\displaystyle\sum_{a \in S^{(1)}} \left(\frac{\sigma_a^2}{n_a} + \frac{1}{c(a)} \right) + \sum_{a \in S^{(1)}} (\bar{\mu}(a) - \mu(a))^2} . \qquad (5.6)$$

Dabei ist

$$\bar{\mu}(a) = \frac{1}{c(a)} \sum_{b \in C(a)} \frac{n_b}{\sigma_b^2} \mu(b)$$

der mit den reziproken Varianzen der Mittelwerte gewichtete mittlere Erwartungswert der Nachbarzellen.

Entsprechend zu (4.9) erhalten wir Schätzer $\hat{\mu}_n(a)$, indem wir anstelle der unbekannten Erwartungswerte in (5.6) die Mittelwerte der einzelnen Zellen verwenden und damit eine Schätzung $\hat{s}_n$ für s_n^* erhalten:

$$\hat{\mu}_n(a) = \sum_{b \in S^{(1)}} W(\hat{s}_n, a, b) \cdot \bar{X}(a) \qquad a \in S^{(1)} \qquad\qquad (5.7)$$

Für $n_a = 0$ und $n_a \leq 1$ verwenden wir wie in 5.1 den Gesamtmittelwert beziehungsweise die gesamte empirsche Standardabweichung als Schätzer für die zellweise nicht bestimmbaren Größen.

Da s_n^* für $n_a \to \infty$ für alle $a \in S^{(1)}$ gegen Null strebt und damit entsprechend $\hat{s}_n$ mit Wahrscheinlichkeit 1 gegen Null geht, ist mit $\hat{\mu}_n(a)$ ein konsistenter Schätzer des Erwartungswertes $\mu(a)$ gegeben. Im Hinblick auf die Konstruktion konsistenter Zuordnungsregeln ist dies ein erheblicher Vorteil des adaptiven Nächste-Nachbarn-Schätzers gegenüber dem Regression-Schätzer.

5.3   Vergleich von Schätzmethoden

Für den Vergeich der Schätzmethoden verwenden wir die in
Kapitel 3 dargestellten vier Datensätze. Die jeweils verwendeten
Merkmale, deren Ausprägungen sowie gegebenenfalls verwendete
Klassierungen sind in Tabelle 5.1 zusammengestellt. Eine Klas-
sierung der stetigen Merkmale "Alter" und "Albumin" entfällt nun.

Tabelle 5.1:   Verwendete Merkmale bei Simulationsuntersuchung

Studie	verwendete Merkmale	Klassierung bzw. Ausprägungen
ernste Kopf-verletzungen	1. Alter [Jahre] 2. EMV Score 3. Augenindex	stetig $\leq$ 6, > 6 1, 2, 3
Harninkon-tinenz	1. Alter [Jahre] 2. imperativer Harndrang 3. Nykturie	stetig 1, 2, 3 1, 2
Morbus Crohn	1. Albumin [g/l] 2. Befall 3. Therapie	stetig 1, 2, 3 1, 2, 3, 4
Langzeit-beatmung	1. Alter [Jahre] 2. $F_I O_2$ [%] 3. Beatmungsdauer [Tage]	stetig $\leq$ 50, > 50 $\leq$ 4, (4,10], > 10

Die exakte Berechnung des mittleren quadratischen Schätzfehlers
(MQS) ist auf einfache Weise nun auch nicht mehr für den modifizierten Maximum-Likelihood-Schätzer möglich. Ebenso wie bei dem
Vergleich der Schätzmethoden für die Zellwahrscheinlichkeiten
verwenden wir daher zur Angabe einer Schätzung des mittleren
quadratischen Schätzfehlers eine Monte-Carlo-Untersuchung.

Als Schätzung $(\widehat{MQS})$ für den mittleren quadratischen Schätzfehler
(MQS) einer Schätzmethode für einen Stichprobenumfang n_0 ver-

wenden wir den Mittelwert der quadratischen Schätzfehler aus einer Anzahl simulierter Stichproben vom Stichprobenumfang n_o.

Um eine bessere Vergleichbarkeit zwischen den Datensätzen zu erreichen, normieren wir den Mittelwert der quadratischen Schätzfehler ($\widehat{MQS}$) wiederum mit der Anzahl z der Zellen der Kontingenztafel. In allen Abbildungen und Tabellen geben wir die Wurzel aus dieser Größe

$$\widehat{MS} = (\tfrac{1}{z}\,\widehat{MQS})^{\tfrac{1}{2}}$$

an.

Wir verwenden $\widehat{MS}$ als Schätzung für den mittleren Schätzfehler pro Zelle (MS):

$$MS = (E(\tfrac{1}{z}\sum_b [\hat{\mu}_n(b) - \mu(b)]^2))^{\tfrac{1}{2}}. \qquad (5.8)$$

$\hat{\mu}_n(b)$ bezeichnet dabei den mit den verschiedenen Methoden geschätzten Erwartungswert.

5.3.1 Verwendete Schätzmethoden und Durchführung des Vergleichs

Als Schätzer für die Erwartungswerte des stetigen Merkmals verwenden wir:

a) Maximum-Likelihood-Schätzer (ML-Schätzer)
b) adaptiver Nächste-Nachbarn-Schätzer (ANN-Schätzer)
c) Regression-Schätzer 1-ter Ordnung (R-Schätzer).

Als Maximum-Likelihood-Schätzer bezeichnen wir die zellweisen Mittelwerte. Falls der Stichprobenumfang in einer Zelle Null ist, wird der Gesamtmittelwert der Stichprobe als Schätzer in dieser Zelle verwendet (vergleiche 5.1).

Der adaptive Nächste-Nachbarn-Schätzer wurde ausführlich in 5.2 diskutiert.

Als Regression-Schätzer 1-ter Ordnung bezeichnen wir den sich aus der Reparametrisierung im linearen Modell unter Vernachlässigung von Wechselwirkungen ergebenden Schätzer der Erwartungswerte. Qualitative Merkmale mit mehr als zwei Ausprägungen werden für die Anwendung des Regression-Schätzers in dichotome Merkmale überführt (vergleiche 5.1.1).

Aus den in Kapitel III eingeführten vier Datensätzen werden die relativen Häufigkeiten jeweils der Gruppe mit dem größeren Stichprobenumfang als zugrundeliegende Zellwahrscheinlichkeiten $p(a)$, $a \in S^{(1)}$ und die zellweisen Mittelwerte und empirischen Standardabweichungen als Erwartungswerte $\mu(a)$ und Standardabweichungen $\sigma(a)$ benutzt. Für einen Stichprobenumfang n_0 werden gemäß der sich mit den Parametern $(p(a))_{a \in S}(1)$ ergebenden Multinomialverteilung n_0 unabhängig identisch verteilte Realisationen der Zufallsvariablen $A = (A_1, \ldots, A_{m_1})$ erzeugt. Festgelegt durch die Zellhäufigkeiten

$$M(a) = \sum_{\nu=1}^{n_0} I(A_\nu, a)$$

werden dann in der Zelle a, M(a) unabhängig identisch verteilte Zufallsvariablen X mit Erwartungswert $\mu(a)$ und Varianz $\sigma^2(a)$ generiert. Für diese Stichprobe werden anschließend die Schätzwerte für die Erwartungswerte $\mu(a)$, $a \in S^{(1)}$ nach den Methoden a) bis c) berechnet und die entsprechenden Schätzfehler (5.8) bestimmt. Für den Stichprobenumfang n_0 wird das Zufallsexperiment

20mal wiederholt. Die Mittelwerte und Standardabweichungen der Schätzfehler über diese 20 Wiederholungen werden bestimmt.

5.3.2   Ergebnisse des Vergleichs

Die Abbildungen 5.1 bis 5.4 zeigen die Schätzungen für den mittleren Schätzfehler (5.8) für die vier verschiedenen zugrundeliegenden gemischten Verteilungen. Die Standardabweichungen der Mittelwerte zur Schätzung des mittleren Schätzfehlers sind bei einem Stichprobenumfang von 10 kleiner als 2.0 und ab Stichprobenumfängen von 20 und mehr kleiner als 1.0. Sie sind daher wiederum nicht eingezeichnet.

Bemerkenswert ist, daß in Abbildung 5.4 für die Bestimmung des mittleren Schätzfehlers des Regression-Schätzers bei einem Stichprobenumfang n=10 nur etwa jede 10-te Stichprobe zu einer nicht-singulären Kovarianzmatrix führte. Aufgrund der extremen Verteilung der Zellwahrscheinlichkeiten auf die sechs Zellen der Kontingenztafel in diesem Beispiel, ist diese Tatsache theoretisch nachvollziehbar (die 1-dimensionalen Randsummen der Kontingenztafel müssen notwendig alle ungleich Null sein. Bei jeweils 100 Wiederholungen des Zufallsexperiments bei den Stichprobenumfängen n=10 und n=20 ergab sich bei 13 beziehungsweise 30 der jeweiligen Stchproben eine **nicht**-singuläre Kovarianzmatrix. In Abbildung 5.4 sind für diese beiden Stichprobenumfänge die Mittelwerte der Schätzfehler aus diesen 13 beziehungsweise 30 Wiederholungen angegeben. Bei den anderen drei Beispielen konnten bei dem Stichprobenumfang n=10 mindestens 16 der 20 Wiederholungen für eine Parameterschätzung verwendet werden.

Für die Vergleichbarkeit der vier Abbildungen sei erwähnt, daß die Abbildungen zu den Studien über ernste Kopfverletzungen (Abbilung 5.1) und Langzeitbeatmung (Abbildung 5.4) direkt vergleichbar sind. In beiden Studien liegt der Mittelwert des stetigen Merkmals ("Alter") bei etwa 50 und dessen Standardabwei-

chung bei etwa 20. In der Harninkontinenzstudie beträgt der
Mittelwert des stetigen Merkmals ("Alter") zwar ebenfalls etwa
50, jedoch dessen Standardabweichung nur etwa 10. In der Crohn-
Studie schließlich ist sowohl der Mittelwert des stetigen Merkmals ("Albumin") als auch dessen Standardabweichung kleiner als
in den drei übrigen Beispielen (Mittelwert etwa 40, Standardabweichung etwa 6).

Ebenso wie bei der Schätzung der Zellwahrscheinlichkeiten ist
auch bei der Schätzung der Erwartungswerte deutlich das gleiche
asymptotische Verhalten des Maximum-Likelihood-Schätzers und des
adaptiven Nächste-Nachbarn-Schätzers erkennbar. Ab einem Stichprobenumfang von n = 500 ist bei allen vier Beispielen eine
Gleichheit der beiden Schätzverfahren gegeben.

Bei **kleinen Stichprobenumfängen** ($n \leq 100$) ist durch die adaptive
Nächste-Nachbarn-Schätzung der Erwartungswerte eine Verbesserung
des mittleren Schätzfehlers im Vergleich zu den beiden anderen
Schätzverfahren feststellbar. Ebenso wie bei der Schätzung der
Zellwahrscheinlichkeiten ist das Ausmaß dieser Verbesserung
wieder stark vom Datensatz abhängig. Berücksichtigt man die oben
erwähnten unterschiedlichen Erwartungswerte und Standardabweichungen der stetigen Merkmale bei den vier Beispielen, so erscheint
der in den Abbildungen sich ergebende Unterschied jedoch schon
alleine aus dieser Tatsache erklärbar zu sein. Die spezielle
Struktur des Datensatzes ist für den mittleren Schätzfehler
offensichtlich weniger ausschlaggebend. Dabei ist natürlich zu
beachten, daß bei allen vier Beispielen lediglich zwei qualitative Merkmale eingehen und somit vielfältige Wechselwirkungen
nicht auftreten können.

Anders als bei der Schätzung der Zellwahrscheinlichkeiten ist bei
sehr kleinen Stichprobenumfängen ($n \leq 20$) der mittlere Schätzfehler des Maximum-Likelihood-Schätzers besser als der des Regression-Schätzers. Die Ursache hierfür dürfte darin zu suchen sein,
daß wir als zellweisen Maximum-Likelihood-Schätzer bei leeren
Zellen den Gesamtmittelwert der Stichprobe verwendet haben. Durch
diese einfache Modifikation des Maximum-Likelihood-Schätzers
entfällt eine Hauptargumentation zur Verwendung des Regression-
Schätzers, nämlich, einen Schätzwert für den Erwartungswert bei
leeren Zellen zu erhalten. Da die Verwendung des Regression-
Schätzers bei kleinen Stichprobenumfängen zudem numerische Probleme aufwirft (singuläre Matrizen) und zu einer Verschlechterung

des mittleren Schätzfehlers gegenüber dem des Maximum-Likelihood-Schätzers führen kann (Abbildung 5.4), spricht aufgrund
unserer Ergebnisse nichts dafür, diesen Schätzer bei den Untersuchungen zur Diskriminanzanalyse im folgenden Kapitel zu verwenden.

Bei einem Datensatz mit mehr als zwei qualitativen Merkmalen kann
natürlich die Verwendung des Regression-Schätzers zu wesentlich
besseren Ergebnissen als den hier erhaltenen führen.

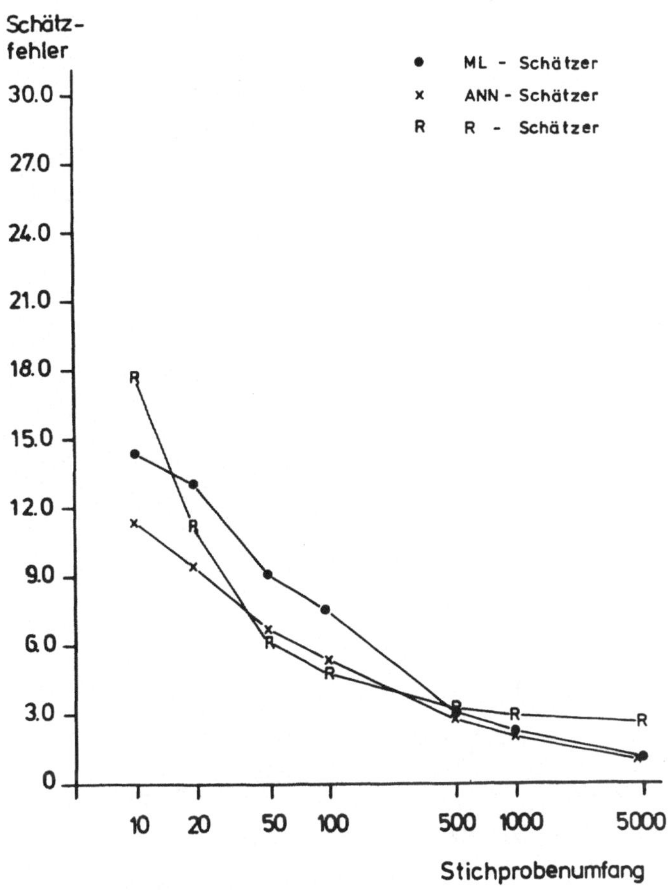

Abbildung 5.1:

Mittlerer Schätzfehler ($\widehat{MS}$) aus 20 Wiederholungen für
verschiedene Stichprobenumfänge.
Zugrundeliegende gemischte Dichten (6 Zellen, 1 stetiges
Merkmal): Gruppe "schlecht erholt" der Studie über ernste
Kopfverletzungen (389 Fälle).

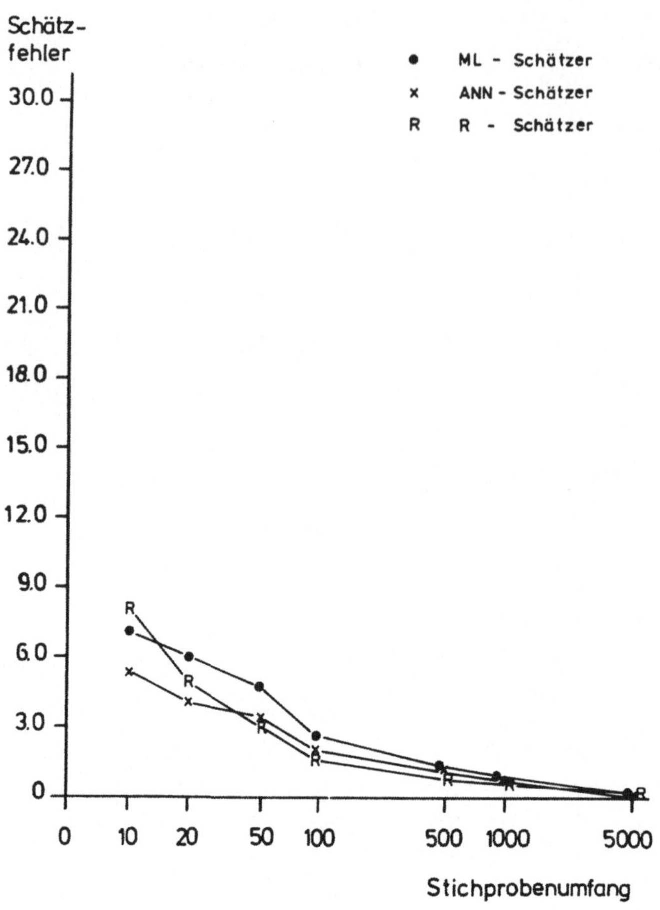

Abbildung 5.2:

Mittlerer Schätzfehler ($\widehat{MS}$) aus 20 Wiederholungen für verschiedene Stichprobenumfänge.
Zugrundeliegende gemischte Dichten (6 Zellen, 1 stetiges Merkmal): Gruppe "streßinkontinent" der Harninkontinenz-Studie (488 Fälle).

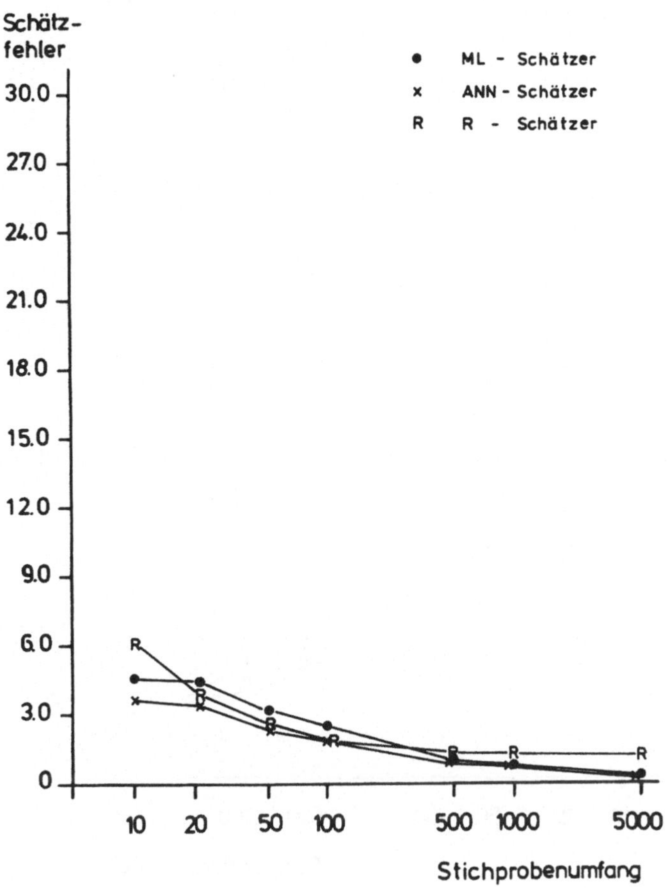

Abbildung 5.3:

Mittlerer Schätzfehler ($\widehat{MS}$) aus 20 Wiederholungen für verschiedene Stichprobenumfänge.
Zugrundeliegende gemischte Dichten (12 Zellen, 1 stetiges Merkmal): Gruppe "Therapieversager" der Crohn-Studie (164 Fälle).

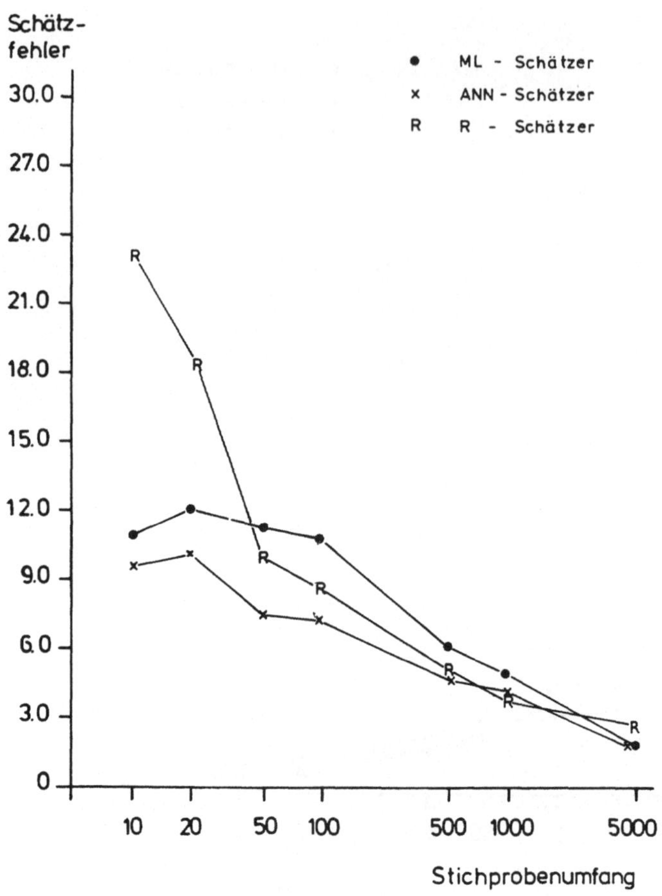

Abbildung 5.4:

Mittlerer Schätzfehler ($\widehat{MS}$) aus 20 Wiederholungen für verschiedene Stichprobenumfänge.
Zugrundeliegende gemischte Dichten (6 Zellen, 1 stetiges Merkmal): Gruppe "verstorben" der Studie über Langzeit-beatmung (148 Fälle).

5.4 Einfluß des Schätzens des Gewichtsfaktors

Das Problem des Schätzens des Gewichtsfaktors (5.6) stellt sich
ähnlich wie das Problem des Schätzens des Gewichtsfaktors (4.10)
zur Schätzung der Zellwahrscheinlichkeiten. Allerdings wurde der
Gewichtsfaktor (5.6) unter der Annahme gegebener Stichprobenumfänge in den einzelnen Zellen optimal bestimmt. Diese Voraussetzung ist verletzt, da die Zellhäufigkeiten Zufallsvariablen sind.
Der Vergleich der Schätzmethoden in 5.3.1 wurde mit zufälligen
Zellbesetzungen durchgeführt. Obwohl zur Schätzung des Gewichtsfaktors wiederum die Mittelwerte der einzelnen Zellen verwendet
wurden, und zusätzlich die Ableitung des optimalen Gewichtsfaktors unter unrealistischen Voraussetzungen geschah, führte die
Anwendung des adaptiven Nächste-Nachbarn-Schätzers zu einer
Verbesserung des Maximum-Likelihood-Schätzers der Erwartungswerte. Sicher sind bei der Schätzung des Gewichtsfaktors weitere
Verbesserungen möglich. Wir wollen in diesem Abschnitt unter-
suchen, inwieweit eine Verbesserung der Schätzung mit dem gewählten Ansatz überhaupt noch möglich ist. Entsprechend zu (4.12)
schätzen wir daher den optimalen mittleren quadratischen Schätzfehler (MQS*):

$$MQS^* = E(\sum_a [\mu_n^*(a) - \mu(a)]^2) .$$

Für die Bestimmung von $\mu_n^*(a)$ wurde gemäß (5.6) der aufgrund der
in den Zellen vorgegebenen Normalverteilungen berechnete Gewichtsfaktor s_n^* verwendet. Als Stichprobenumfänge wurden die bei
dem Zufallsexperiment erzeugten Zellhäufigkeiten benutzt, womit
der Gewichtsfaktor abhängig von der Stichprobe bleibt. Trotz
dieser Einschränkungen sollte zumindest ein Eindruck über die
Größenordnung, die durch eine Verbesserung der Schätzung des
Gewichtsfaktors zu erreichen ist, möglich sein.

Der optimale mittlere quadratische Schätzfehler wurde durch eine
Monte-Carlo-Untersuchung, wie sie in 5.3.1 beschrieben ist, ge-
schätzt. Die Ergebnisse sind in Tabelle 5.2 dargestellt. In
Tabelle 5.2 ist die Schätzung $(\widehat{MS})$ für den optimalen mittleren
Schätzfehler pro Zelle (MS*) angegeben (vergleiche 5.3).

Anders als in der entsprechenden Tabelle bei der Schätzung der
Zellwahrscheinlichkeiten (Tabelle 4.5) bietet sich in Tabelle 5.2
kein einheitliches Bild. Beachtet man, daß die Standardabweichungen für die Schätzungen bis zu einem Stichprobenumfang von 50

etwa zwischen 1.0 und 2.0 liegen, so sind die Schwankungen bis zu diesem Stichprobenumfang noch durch die Streuung des Simulationsexperiments zu erklären. Erst ab einem Stichprobenumfang von n=100 bietet sich ein einigermaßen klares Bild. Die möglichen Verbesserungen sind dann jedoch bereits so gering, daß sie zumindest bei Zuordnungsregeln keine Rolle mehr spielen dürften.

Bei kleinen Stichprobenumfängen scheint die Verletzung der Voraussetzung fester Stichprobenumfänge bei der Bestimmung des optimalen Gewichtsfaktors einen entscheidenden Einfluß zu haben.

Tabelle 5.2: Mittlerer Schätzfehler pro Zelle ($\widehat{MS}$) bei optimaler Wahl (O)und bei Schätzung (S) des Gewichtsparameters für vier Beispiele

Stich-proben-umfang	ernste Kopfverletzungen		Langzeitbeatmung		Crohn-Studie		Harninkontinenz	
	O	S	O	S	O	S	O	S
10	10.4	11.4	9.2	9.5	3.4	3.6	4.9	5.4
20	8.4	9.6	10.0	10.0	3.3	3.4	3.7	4.1
50	6.4	6.8	6.8	7.4	2.5	2.5	2.7	3.5
100	4.6	5.5	6.9	7.2	1.9	1.9	1.8	2.0
500	2.6	2.9	4.3	4.8	0.8	0.8	1.2	1.3
1000	2.1	2.2	2.9	4.2	0.6	0.6	1.0	1.1
5000	1.2	1.2	1.7	1.9	0.3	0.3	0.4	0.4

5.5 Zusammenfassende Bewertung

Anhand vier medizinischer Datensätze wurde die Güte der Anpassung des adaptiven Nächste-Nachbarn-Schätzers mit zwei weiteren Methoden verglichen.

Die Unterschiede zwischen den Schätzmethoden waren gering. Der adaptive Nächste-Nachbarn-Schätzer zeigte bei allen vier Datensätzen eine leichte Überlegenheit gegenüber den beiden anderen Schätzmethoden bei allen Stichprobenumfängen.

Der Regression-Schätzer hatte bei mittleren Stichprobenumfängen meist einen kleineren Schätzfehler als der Maximum-Likelihood-Schätzer, war diesem allerdings bei kleinen und großen Stichprobenumfängen unterlegen.

VI. Das Lokationsmodell - Vergleich mit anderen Zuordnungsregeln

6.1 Übersicht über verschiedene Ansätze

Prinzipiell muß zunächst zwischen Zuordnungsverfahren, die auf der Schätzung der bedingten Dichten in beiden Gruppen basieren, und solchen, die dies nicht tun, unterschieden werden.

Das Schätzen der bedingten gemischten Dichten kann dann entweder durch getrennte oder gemeinsame Bearbeitung der qualitativen und stetigen Merkmale geschehen. Der Ansatz, qualitative und stetige Merkmale getrennt zu berücksichtigen führt über den Ansatz des Lokationsmodells, wie er in Kapitel III beschrieben wurde, zu konsistenten Zuordnungsregeln. Die Vorgehensweise mit Hilfe des Lokationsmodells wurde in den vorausgegangenen Kapiteln ausführlich behandelt. Die Ergebnisse sind einfach interpretierbar.

Wir wollen im folgenden Abschnitt die wichtigsten Verfahren aufführen, welche für die Dichteschätzung qualitative und stetige Merkmale gemeinsam verwenden.

6.1.1 Verfahren, die auf Dichteschätzungen beruhen

Zum gemeinsamen Schätzen der gemischten Dichten bietet sich ein Übertragen der Vorgehensweise, wie sie bei der nichtparametrischen Dichteschätzung bei stetigen Daten verwendet wird (siehe z.B. Trampisch, 1980), auf den gemischten Fall an. Besonders einfach scheint dies bei den Kern- und Orthogonalreihenschätzern möglich zu sein. Beide Verfahren bieten den Vorteil, daß eine Anwendung für den mehrdimensionalen Fall einfach aus dem Zusammenfügen der Schätzwerte für die einzelnen Komponenten (mehrere eindimensionale Schätzungen) möglich ist.

Auf die entstehenden Probleme bei der Anwendung von Orthogonal-
reihenschätzern hatten wir bereits in 4.3 hingewiesen. Eine
Verallgemeinerung der Orthogonalreihenschätzer für gemischte
Daten wurde von Hall (1983b) vorgeschlagen.

Bei den Kernschätzern für qualitative Merkmale haben wir in 4.3
darauf hingewiesen, daß sich diese bei einer entsprechenden Wahl
der Gewichtsfunktion als Linerkombinationen der Zellwahrscheinlichkeiten mit dem Ansatz 4.5 darstellen lassen. Verwendet man
für gemischte Daten Kerne, die zu konsistenten Dichteschätzungen
führen, dann resultiert hieraus wieder die getrennte Behandlung
der qualitativen und stetigen Merkmale. Für die Schätzung der
Dichte der stetigen Merkmale wird hierbei ein nicht-parametri-
sches Verfahren benutzt. Dadurch ergeben sich dann wieder die in
5.1 beschriebenen Probleme. Ein Vorschlag zur Verwendung von Pro-
duktkernen für gemischte Daten von Habbema et al. (1978) führt auf
nicht-konsistente Dichteschätzer.

Wir werden im folgenden auf Orthogonalreihenschätzer und Kernschätzer nicht weiter eingehen.

6.1.2 Die logistische Diskriminanzfunktion

Von den Ansätzen, die nicht unmittelbar auf Dichteschätzungen
beruhen, ist die logistische Diskriminanzanalyse der bekannteste.
Die Methode besteht darin, direkt die a posteriori Wahrscheinlichkeiten zu schätzen. Dies geschieht über einen Regressionsansatz. Die ursprüngliche Idee geht auf Day und Kerridge (1967)
zurück. Die a posteriori Wahrscheinlichkeiten sind bei gleichen a
priori Wahrscheinlichkeiten für $(a,x) \in S^{(1)} {}_x S^{(2)}$ gegeben durch:

$$P(G=2 \mid (a,x)) = \frac{f_1(a,x)}{f_1(a,x) + f_2(a,x)}$$

$$= \frac{1}{1 + \dfrac{f_2(a,x)}{f_1(a,x)}}$$

$$P(G=1 \mid (a,x)) = 1 - P(G=2 \mid (a,x)) \; .$$

Gehören die bedingten Dichten $f_1(a,x)$ und $f_2(a,x)$ einer Expo-
nentialfamilie an, das heißt:

$$f_i(a,x) = c_i \cdot \exp[\sum_{j=1}^{\tau} \zeta_j^i \cdot T_j(a,x)] \cdot h(a,x) \qquad\qquad i = 1,2$$

mit gruppenunabhängigen Funktionen $h(a,x)$ und $T_j(a,x)$, so erhält
man mit $a = (a_1,\ldots,a_{m_1}) \in S^{(1)}$ und $x = (x_1,\ldots,x_{m_2}) \in S^{(2)}$ für
die a posteriori Wahrscheinlichkeiten $P(G=g \mid (a,x))$ in vielen
Fällen folgenden Ausdruck:

$$P(G=2 \mid (a,x)) = 1/[1 + \exp\{\xi_0 + \sum_{\nu=1}^{m_1}\xi_\nu \cdot a_\nu + \sum_{\nu=1}^{m_2}\alpha_\nu \cdot x_\nu\}] \qquad (6.1)$$

$$P(G=1 \mid (a,x)) = 1 - P(G=2 \mid (a,x))$$

Dabei ist $(\xi_0,\ldots,\xi_{m_1}, \alpha_1,\ldots,\alpha_{m_2})$ ein Vektor von unbekannten
Koeffizienten, für die üblicherweise Maximum-Likelihood-Schätzer
verwendet werden.

Eine Realisation $(a,x) \in S^{(1)} {}_x S^{(2)}$ wird der Gruppe mit größerer a posteriori Wahrscheinlichkeit zugeordnet.

Der Ansatz (6.1) gilt exakt für viele Situationen, zum Beispiel im Falle rein stetiger Merkmale, wenn für diese Normalverteilungen mit gleicher Kovarianzmatrix in beiden Gruppen zugrundeliegen. Damit kann die logistische Diskriminanzfunktion als eine Verallgemeinerung der linearen Diskriminanzfunktion angesehen werden. Der Ansatz (6.1) gilt ebenso im Falle binärer unabhängiger Merkmale, womit die logistische Diskriminanzfunktion den Ansatz des Unabhängigkeit-Modells für diesen Spezialfall ebenso enthält. Für die Bestimmung von Maximum-Likelihood-Schätzer ist eine iterative Prozedur, etwa der Newton-Raphson-Algorithmus, notwendig.

Auch in den Fällen, bei denen der Ansatz (6.1) nicht exakt erfüllt ist, kann die logistische Diskriminanzanalyse zu guten Ergebnissen führen. Die Überlegungen, die dann zu einem logistischen Ansatz zwischen den Merkmalen führen, wurden in der Literatur intensiv diskutiert und sind in dem Buch "Analysis of binary data" von Cox (1970) zusammengefaßt.

Eine Variante dieses Modells, das sogenannte Cornfield-Modell (Truett et al., 1967), wurde bei der Auswertung der Framingham-Studie eingesetzt. Hierbei werden als Schätzer der Parameter lediglich die der linearen Diskriminanzfunktion verwendet, wodurch iterative Prozeduren überflüssig werden.

Beide Schätzmethoden wurden von Halperin et al. (1971) verglichen. Sie konnten zeigen, daß die nicht-iterative Vorgehensweise zu einer schlechten Anpassung führen kann, obwohl das Modell (6.1) erfüllt ist.

Auch Press und Wilson (1978) kommen aufgrund einer empirischen Studie zu dem Schluß, daß die Maximum-Likelihood-Schätzung vorgezogen werden sollte, falls dies praktikabel ist. Insgesamt findet sich in Simulationsstudien meist eine gute Übereinstimmung der Ergebnisse der logistischen Diskriminanzanalyse und der linearen Diskriminanzfunktion. Dies gilt speziell auch für den Fall gemischter Daten bei der bisher einzigen Simulationsstudie von Schmitz et al. (1981).

6.1.3   Sonstige heuristische Ansätze

Neben diesen speziell für gemischte Daten vorgeschlagenen Methoden besteht weiterhin die Möglichkeit, das Skalenniveau zu verändern, und zwar durch

a) Diskretisieren der stetigen Variablen ("Erniedrigung des Skalenniveaus"),

b) formale Behandlung der qualitativen als stetige Merkmale ("formale Erhöhung des Skalenniveaus").

Obwohl beide Ansätze aus theoretischer Sicht unbefriedigend sind, ist insbesondere der Ansatz b) in praktischen Anwendungen beliebt. Der Ansatz a) führt auf die Anwendung von Zuordnungsregeln für qualitative Daten, der Ansatz b) auf solche für stetige.

Als Diskretisierungsvorschrift ist besonders die <u>Mediandichotomisierung</u> zu erwähnen. Hierbei wird der empirische Median $\tilde{x}$ aller n Realisationen jedes stetigen Merkmals X in der Stichprobe S^n (beide Gruppen) als Trennpunkt für eine Dichotomisierung dieses Merkmals gewählt. Dieser Ansatz führt, wie bereits in Kapitel III erwähnt, zu der Festlegung eines für alle Kombinationen der qualitativen Merkmale gleichen Trennpunktes für jedes stetige Merkmal.

Der Ansatz b) führt unter Anwendung der linearen Diskriminanzfunktion auf die Bestimmung eines für jede Kombination der qualitativen Merkmale speziellen zellweisen Trennpunktes der linearen Trennfunktion. Falls nur ein stetiges Merkmal verwendet wird ($m_2=1$) bedeutet dies die Bestimmung eines speziellen Trennpunktes des stetigen Merkmals für jede Kombination der qualitativen Merkmale.

Wir wollen die zellweisen Trennpunkte der linearen Trennfunktion und für den Fall nur eines stetigen Merkmals ($m_2=1$) die zellweisen Trennpunkte des stetigen Merkmals bestimmen. Wir benötigen dazu einige weitere Bezeichnungen.

Für die Zufallsvariable

$$(A,X) = (A_1,\ldots,A_{m_1},X_1,\ldots,X_{m_2})$$

mit Realisationen in $S^{(1)} \times S^{(2)}$ seien μ_1 und μ_2 die bedingten Erwartungswerte in der Gruppe π_1 (Bedingung G=1) beziehungsweise π_2 (Bedingung G=2):

$$\mu_1 = E((A,X)|G = 1)$$

$$\mu_2 = E((A,X)|G = 2) .$$

Die gepoolte Kovarianzmatrix sei mit Σ bezeichnet.

Eine Zuordnung zu Π_1 ($G_D=1$) wird für alle $(a,x) \in S^{(1)} \times S^{(2)}$ (bei gleichen a priori Wahrscheinlichkeiten) vorgenommen, wenn

$$((a,x) - \mu_1) \; \Sigma^{-1}((a,x) - \mu_1)' < ((a,x) - \mu_2) \; \Sigma^{-1}((a,x) - \mu_2)' \tag{6.2}$$

gilt. (6.2) ist äquivalent zu

$$2 \cdot (a,x) \; \Sigma^{-1}(\mu_2 - \mu_1)' < (\mu_2 + \mu_1) \; \Sigma^{-1}(\mu_2 - \mu_1)' .$$

Mit

$$(b,y) = (b_1,\ldots,b_{m_1},y_1,\ldots,y_{m_2}) = \Sigma^{-1}(\mu_2 - \mu_1)'$$

erhält man in der Zelle $a = (a_1,\ldots,a_{m_1}) \in S^{(1)}$ den Trennpunkt der linearen Diskriminanzfunktion:

$$l_a = (\mu_2 + \mu_1) \; \Sigma^{-1}(\mu_2 - \mu_1)' - 2 \cdot \sum_{\nu=1}^{m_1} a_\nu \cdot b_\nu \tag{6.3}$$

Für

$$2 \sum_{\nu=1}^{m_2} x_\nu \cdot y_\nu < l_a \tag{6.4}$$

erfolgt eine Zuordnung zu Π_1 ($\hat{G}_D=1$), anderenfalls zu Π_2 ($\hat{G}_D=2$). Im Falle nur eines stetigen Merkmals ($m_2=1$) ist (6.4) nach x_1 auflösbar und man erhält mit $y = y_1$ als Trennpunkt x_0 des stetigen Merkmals X in der Zelle $a = (a_1,\ldots,a_{m_1}) \in S^{(1)}$:

$$x_0 = \frac{1}{2y} [(\mu_2 + \mu_1) \; \Sigma^{-1}(\mu_2 - \mu_1)' - 2 \cdot \sum_{\nu=1}^{m_1} a_\nu \cdot b_\nu] \tag{6.5}$$

Mit der linearen Diskriminanzfunktion wird im Falle eines stetigen Merkmals in jeder Zelle ein Trennpunkt, möglicherweise außerhalb physiologisch sinnvoller Grenzen, festgelegt. Die Zuordnung erfolgt in allen Zellen von $-\infty$ bis zum zellweisen Trennpunkt x_0 zur Gruppe Π_1, falls y>0 erfüllt ist, andernfalls wird in diesem Gebiet mit der linearen Diskriminanzfunktion eine Zuordnung zur Gruppe Π_2 festgelegt. In Tabelle 3.5 hatten wir diese Trennpunkte bereits unter denselben Annahmen wie für das Lokationsmodell in Kapitel III zusammengestellt. Für die als unterschiedlich angenommenen a priori Wahrscheinlichkeiten verändert sich die Bestimmung des Trennpunktes (6.5) leicht.

Schließlich seien noch zwei Ansätze erwähnt, die bisher praktisch keine Beachtung gefunden haben.

Ambrosi (1980) hat die Benutzung von algebraischen Strukturen für die Diskriminanzanalyse vorgeschlagen. Durch Aggregation von Einzelmetriken ist hier die formale Benutzung für gemischte Daten problemlos möglich. Diesem Ansatz liegt bisher überhaupt kein statistisches Modell zugrunde. Ähnlich wie zahlreiche Methoden der Clusteranalyse kann lediglich eine Beschreibung der Stichprobe erreicht werden. Ohne Modellvorstellungen sind derartige Verfahren für eine Anwendung auf neue Fälle problematisch.

Der zweite Ansatz wurde in einer Serie von Arbeiten von Matusita (1954, 1955, 1957, 1967) vorgeschlagen. Die Grundidee besteht darin, nicht die bedingten Dichten, sondern die empirischen Verteilungsfunktionen zu vergleichen. Durch Hinzufügen des neuen Falls in die erhärtete Stichprobe und dem Vergleich der empirischen Verteilungsfunktionen mit und ohne diesen neuen Fall gelangt Matusita zu einer Zuordnungsregel. Für eine praktische Realisation dieser Idee sind Abstandsdefinitionen von Verteilungsfunktionen notwendig. Eine von Matusita für den rein qualitativen Fall vorgeschlagene Abstandsdefinition führt auf die Multinomial-Regel. Dillon und Goldstein (1978) haben eine Modifikation vorgenommen, bei der zumindest für den Fall ungleicher Stichprobenumfänge in den Gruppen eine modifizierte Multinomial-Regel entsteht.

6.2   Vergleich von Zuordnungsregeln

Zum Vergleich der verschiedenen Verfahren verwenden wir wiederum
eine Monte-Carlo-Untersuchung. Von den in Kapitel III eingeführ-
ten Beispielen benötigen wir nun beide Gruppen. Wir benutzen
dieselben Merkmale wie bei dem Vergleich der Schätzmethoden
(Tabelle 5.1). Die Festlegung der zugrundeliegenden (gemischten)
Verteilungen geschieht ebenso wie bei den bisher durchgeführten
Simulationsuntersuchungen. Die relativen Zellhäufigkeiten jeder
Gruppe werden als Zellwahrscheinlichkeiten $p(a)$, $a \in S^{(1)}$, und die
zellweisen Mittelwerte und empirischen Standardabweichungen jeder
Gruppe als Erwartungswerte μ_a und Standardabweichungen $\sigma(a)$ der
stetigen Zufallsvariablen benutzt. Ebenso bleibt die Voraussetzung der zellweisen Normalverteilungen des stetigen Merkmals
bestehen. Zusätzlich müssen die a priori Wahrscheinlichkeiten
festgelegt werden. Diese setzen wir als gleich ($q_1 = q_2 = 0.5$)
voraus. Mit dieser zusätzlichen Annahme ist damit die zugrundeliegende Verteilung entsprechend dem in 2.2 eingeführten mathematischen Modell definiert. Die Voraussetzung gleicher a priori
Wahrscheinlichkeiten geschieht deshalb, weil unter dieser Bedingung eventuell vorhandene Unterschiede der Verfahren am deut-
lichsten zu erkennen sind.

Als Gütekriterium zum Vergeleich der verschiedenen Verfahren
verwenden wir die in den Abschnitten 2.3 und 2.4 definierte
mittlere Fehlerrate $1 - E(R(\hat{D}^n))$. $\hat{D}^n$ ist die mit den verschiedenen Verfahren aus der Stichprobe S^n geschätzte Zuordnungsregel.
Die Bestimmung der Fehlerrate $1 - R(\hat{D}^n)$ kann für alle Verfahren
für jede Stichprobe S^n exakt vorgenommen werden, da die zu $D_j(a)$,
$a \in S^{(1)}$, $j \in \{1,2,0\}$ (vergleiche 2.3) entsprechend geschätzten
Gebiete $\hat{D}_j(a)$ aus höchstens zwei Intervallen bestehen. Somit sind
die Anteile der aus Gruppe 1 richtig zugeordneten Individuen
$R_1(\hat{D})$ und der aus Gruppe 2 richtig zugeordneten Individuen $R_2(\hat{D})$
durch Integration über Normalverteilungen und Wichtungen mit den
Zellwahrscheinlichkeiten berechenbar.

6.2.1 Verwendete Zuordnungsregeln und Durchführung des Vergleichs

Hauptziel der folgenden Untersuchung ist der Vergleich der adaptiven Schätzer im Lokationsmodell mit den Maximum-Likelihood-Schätzern. Insbesondere soll eine Aussage zu der Frage getroffen werden, ob durch die adaptive Schätzung der Erwartungswerte des stetigen Merkmals eine
Verbesserung der mittleren Fehlerrate bei kleinen Stichprobenumfängen erwartet werden kann. Daher werden die folgenden drei Zuordnungsregeln, die sich aus dem Ansatz des Lokationsmodells ergeben, verwendet:

a) Lokationsmodell: Maximum-Likelihood-Schätzer sowohl für Zellwahrscheinlichkeiten als auch für Erwartungswerte (LMM)

b) Lokationsmodell: adaptive Nächste-Nachbarn-Schätzer für Zellwahrscheinlichkeiten und Maximum-Likelihood-Schätzer für Erwartungswerte (LAM)

c) Lokationsmodell: adaptive Nächste-Nachbarn-Schätzer sowohl für Zellwahrscheinlichkeiten als auch für Erwartungswerte (LAA).

Diese drei Regeln sollen verglichen werden mit der

d) linearen Diskriminanzfunktion (LDF),

die durch die formale Behandlung der qualitativen als stetige Merkmale entsteht. Gerade dieses Verfahren findet in praktischen Anwendungen fast ausschließlich Verwendung.

Außerdem werden noch zwei Zuordnungsregeln, die durch die Mediandichotomisierung des stetigen Merkmals in der gemeinsamen Stichprobe entstehen, verwendet:

e) Median-Regel: Maximum-Likelihood-Schätzer für Zellwahrscheinlichkeiten nach Mediandichotomisierung des stetigen Merkmals (MM)

f) Median-Regel: adaptive Nächste-Nachbarn-Schätzer für Zellwahrscheinlichkeiten nach Mediandichotomisierung des stetigen Merkmals (MA).

Für einen Stichprobenumfang n_o wird für jeden zu erzeugenden Fall $(a,x,g) \in S^{(1)} \times S^{(2)} \times \{1,2\}$ zunächst mit Hilfe einer auf $(0,1)$ gleichverteilten Zufallsvariablen die Gruppenzugehörigkeit g festgelegt:

$g = 1$, falls $u < 0.5$

$g = 2$, falls $u \geq 0.5$

Danach werden aufgrund der Multinomialverteilung mit den Parametern $(p_g(a))_{a \in S}$ (1) die Ausprägungen der qualitativen Merkmale bestimmt. Hiermit ist die stetige Dichte $h_{ga}(y)$ festgelegt, mit der die letzte Komponente des zu erzeugenden Falls (a,x,g) simuliert werden kann.

Für diese Stichprobe vom Umfang n_0 werden dann die durch die verschiedenen Verfahren a) bis f) festgelegten Zuordnungsregeln bestimmt und die Fehlerraten berechnet. Für den Stichprobenumfang n_0 wird das Zufallsexperiment 20mal wiederholt. Die Mittelwerte und Standardabweichungen der Fehlerraten über diese 20 Wiederholungen werden bestimmt.

6.2.2   Ergebnisse des Vergleichs

Die Abbildungen 6.1 und 6.4 zeigen als Schätzungen der mittleren
Fehlerraten die aus 20 Wiederholungen gebildeten Mittelwerte der
Fehlerraten. Die Fehlerrate der linearen Diskriminanzfunktion
wurde für jedes Beispiel sowohl mit der in Tabelle 4.1 gegebenen
Verschlüsselung der qualitativen Merkmale wie auch nach einer
Überführung in ausschließlich binäre Merkmale bestimmt. Bei den
vier verwendeten Datensätzen ergab sich außer bei dem Beispiel
"Crohn-Studie" praktisch kein Unterschied zwischen den beiden
Vorgehensweisen.

In den Abbildungen 6.1 bis 6.4 sind die Ergebnisse für die in
binäre Merkmale überführten qualitativen Merkmale dargestellt.
Damit muß die gepoolte Kovarianzmatrix für die Daten der Crohn-
Studie bei einem Stichprobenumfang von 5 singulär sein (insgesamt
6 Merkmale). Eine Anwendung der linearen Diskriminanzfunktion ist
dann unmöglich. Eine singuläre Kovarianzmatrix ergab sich für
alle 20 Wiederholungen für den Stichprobenumfang 5 auch für die
Daten der Studie über ernste Kopfverletzungen.

Zunächst stellt man bei allen vier Datensätzen vollkommen ein-
heitlich fest, daß die adaptive Schätzung der Erwartungswerte
(Regel LAA) zusätzlich zur adaptiven Schätzung der Zellwahrscheinlichkeiten im Lokationsmodell (Regel LAM) keine weitere
Verbesserung der mittleren Fehlerrate bewirkt. Obwohl die Ergebnisse des Vergleichs der Schätzmethoden für die Erwartungswerte (Abschnitt 5.3) eine klare Überlegenheit der adaptiven
Nächste-Nachbarn-Schätzung gegenüber der Maximum-Likelihood-
Schätzung erbrachten, wirkt sich dies bei den Zuordnungsregeln
nicht aus. Offensichtlich ist bei allen vier Datensätzen eine
genaue Schätzung des zellweise optimalen Trennpunkts von keiner
großen Bedeutung, welches durch die großen Standardabweichungen
der stetigen Merkmale erklärt wird.

Anders stellt sich der Einfluß der adaptiven Schätzung der Zellwahrscheinlichkeiten dar. Sowohl im Lokationsmodell wie auch bei
der Median-Regel sind durch die adaptiven Schätzungen der Zellwahrscheinlichkeiten (Regeln LAM und MA) bis zu einem Stichprobenumfang von etwa 50 bis 100 wesentliche Verringerungen der
mittleren Fehlerraten gegenüber den Zuordnungsregeln, die auf den
Maximum-Likelihood-Schätzern basieren (Regeln LMM und MM) zu
erreichen. Dieses Ergebnis spiegelt deutlich die Verbesserung des
mittleren Schätzfehlers durch die adaptive Nächste-Nachbarn-

Schätzung der Zellwahrscheinlichkeiten (Abschnitt 4.3) wider. Bei dem Vergleich der linearen Diskriminanzfunktion (LDF) und der Median-Regel (MA)mit der Zuordnungsregel, die auf dem Lokationsmodell und der adaptiven Nächste-Nachbarn-Schätzung der Zellwahrscheinlichkeiten basiert (Regel LAM), ergibt sich die asymptotische Überlegenheit letzterer Regel gegenüber den beiden anderen Ansätzen etwa ab einem Stichprobenumfang von 100.

Bei kleinen Stichprobenumfängen ($n \leq 50$) ist in allen Beispielen immer eine leichte Überlegenheit der linearen Diskriminanzfunktion gegenüber der Median-Regel (MA) feststellbar, was bedeutet, daß zumindest für die als Beispiele verwendeten Datensätze die formale Behandlung der qualitativen als stetige Merkmale sich als günstiger erweist als die Mediandichotomisierung des stetigen Merkmals.

Bei dem Vergleich der linearen Diskriminanzfunktion mit der Zuordnungsregel LAM (Lokationsmodell mit adaptiver Schätzung der Zellwahrscheinlichkeiten) für kleine Stichprobenumfänge ($n \leq 50$) ergibt sich kein einheitliches Bild für alle Datensätze. Ist in Abbildung 6.3 eine leichte Überlegenheit der linearen Diskriminanzfunktion zu erkennen, so sind beide Regeln in den Abbildungen 6.1 und 6.3 praktisch gleich. In Abbildung 6.4 hingegen ist eher eine leichte Überlegenheit der Regel LAM für alle Stichprobenumfänge gegeben.

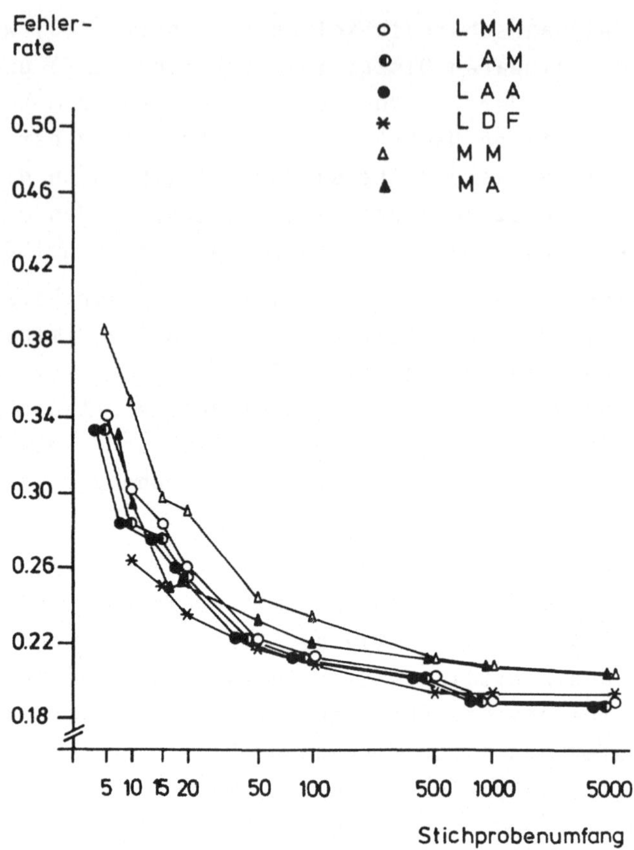

Abbildung 6.1:

Mittlere Fehlerrate ($E(F(\hat{D}))$) aus 20 Wiederholungen
für verschiedene Stichprobenumfänge.
Zugrundeliegende gemischte Dichten (je 6 Zellen, 1 stetiges
Merkmal) der Studie über ernste Kopfverletzungen (683 Fälle).

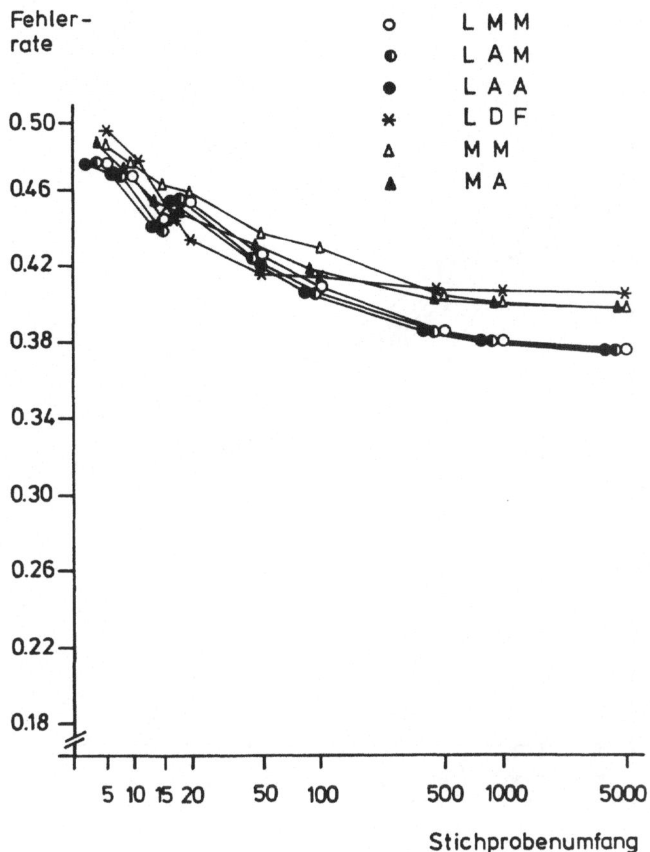

Abbildung 6.2:

Mittlere Fehlerrate ($E(F(D(\ E(F(\hat{D})\ )$) aus 20 Wiederholungen
für verschiedene Stichprobenumfänge.
Zugrundeliegende gemischte Dichten (je 6 Zellen, 1 stetiges
Merkmal) der Harninkontinenzstudie (780 Fälle).

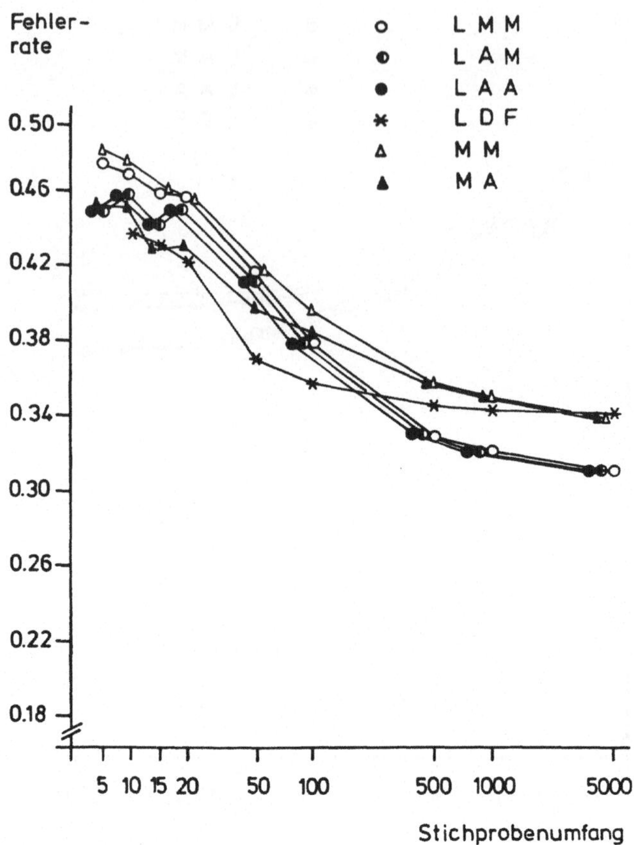

Abbildung 6.3:

Mittlere Fehlerrate ($E(F(\hat{D}))$) aus 20 Wiederholungen
für verschiedene Stichprobenumfänge.
Zugrundeliegende gemischte Dichten (je 12 Zellen, 1 stetiges
Merkmal) der Crohn-Studie (322 Fälle).

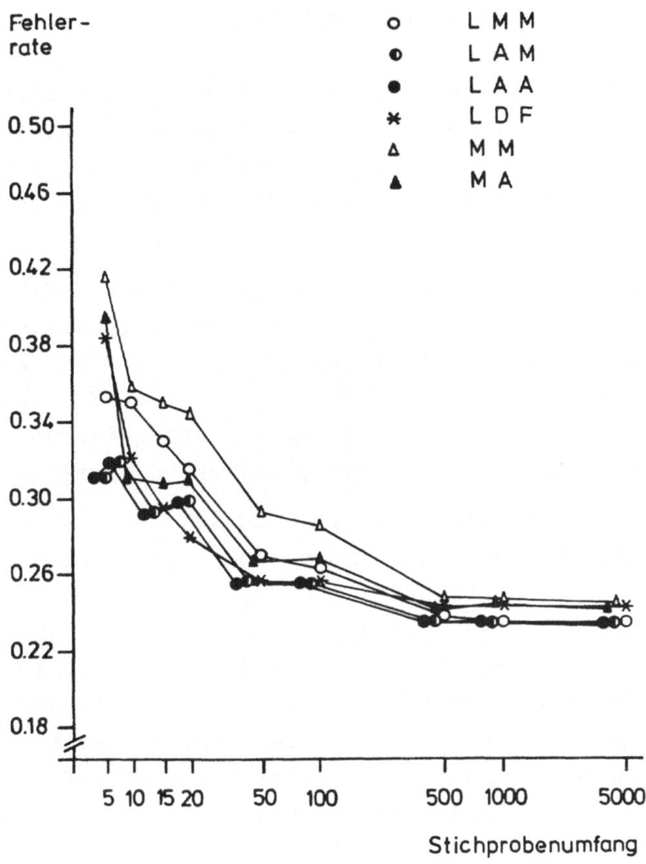

Abbildung 6.4:

Mittlere Fehlerrate ($E(F(\hat{D}))$) aus 20 Wiederholungen
für verschiedene Stichprobenumfänge.
Zugrundeliegende gemischte Dichten (je 6 Zellen, 1 stetiges
Merkmal) der Studie über Langzeitbeatmung (279 Fälle).

6.3 Modifikationen des Lokationsmodells

Bei allen vier Datensätzen zeigte die lineare Diskriminanzfunktion gute Ergebnisse, obwohl aus theoretischer Sicht ihre Anwendung nicht gerechtfertigt erscheint. Offensichtlich ist die Struktur der verwendeten Datensätze derart, daß sie dem Ansatz der linearen Diskriminanzfunktion entgegenkommt.

Ein wesentliches Charakteristikum der linearen Diskriminanzfunktion gegenüber dem Lokationsmodell ist, daß die Entscheidung, ob bei kleineren Werten des stetigen Merkmals als des jeweiligen zellweisen Trennpunkts, zu Gruppe 1 oder Gruppe 2 zuzuordnen ist, für alle Zellen dieselbe ist. Der Ansatz des Lokationsmodells hingegen erlaubt diese Entscheidung zellweise zu fällen.

Bei allen vier Datensätzen ist diese Entscheidung aufgrund der verwendeten stetigen Merkmale jedoch nur in eine Richtung sinnvoll. So wird man eine Entscheidungsregel ablehnen, die gerade die älteren Patienten aus der Studie über ernste Kopfverletzungen in die Gruppe "gut erholt" zuteilen will. Dies gilt in gleichem Maße für das Merkmal "Albumin" in der Crohn-Studie und ebenso für das Merkmal "Alter" in der Studie über Langzeitbeatmung. Auch in der Harninkontinenz-Studie muß die Entscheidung aufgrund der gegebenen zugrundeliegenden Verteilungen in jeder Zelle dieselbe sein: jüngere Patientinnen müssen immer der Gruppe "Urge" zugeteilt werden. Somit erweist sich die durch das Lokationsmodell gegebene Flexibilität bei den verwendeten Datensätzen möglicherweise als Nachteil. Um dieser Frage nachzugehen, haben wir die Schätzung der zellweisen Erwartungswerte entsprechend der inhaltlichen Interpretation des stetigen Merkmals modifiziert: sind in einer Zelle die geschätzten Erwartungswerte mit der inhaltlichen interpretation nicht verträglich, so werden die jeweiligen Gruppenmittelwerte anstelle der für die beiden Zellen geschätzten Werte verwendet. Ergeben sich für die Gruppenmittelwerte inhaltlich nicht vertretbare Schätzungen, so wird die Stichprobe zur Schätzung der mittleren Fehlerrate nicht verwendet. Mit der letzten Modifikation wird eine Einschränkung des Stichprobenraums auf "realistische" Stichproben vorgenommen. Dies bedeutet für das Beispiel der ernsten Kopfverletzungen, daß eine Stichprobe, bei der der Mittelwert des Merkmals "Alter" in der Gruppe "gut erholt" größer ist als in der Gruppe "schlecht erholt" für die Erstellung einer Zuordnungsregel nicht verwendet wird.
Außerdem wird zur Varianzschätzung wie bei der linearen Diskrimi-

nanzfunktion die gepoolte Varianz der beiden Gruppen verwendet. Wir verwenden nur das Modell mit adaptiver Nächste-Nachbarn-Schätzung für die Zellwahrscheinlichkeiten und Maximum-Likelihood-Schätzer (modifiziert) für die Erwartungswerte des stetigen Merkmals. Wir führen eine wie in 6.2 beschriebene Simulationsuntersuchung durch.

Die Ergebnisse dieser Untersuchung (Tabelle 6.1) zeigen sehr deutlich die Verbesserung der modifizierten Zuordnungsregeln. Insbesondere bei den Beispielen der Studien über ernste Kopfverletzungen und zur Langzeitbeatmung ist eine deutliche Überlegenheit der modifizierten Zuordnungsregeln, die sich aus dem Ansatz des Lokationsmodells ergeben, gegenüber der linearen Diskriminanzfunktion insbesondere bei kleinen Stichprobenumfängen zu erkennen. Bei den beiden anderen Beispielen (Crohn-Studie und Harninkontinenz-Studie) unterscheiden sich die beiden Verfahren praktisch nicht.

Tabelle 6.1: Mittlere Fehlerrate ($E(F(\hat{D}))$) der modifizierten Lokations-Regel (LM) und der linearen Diskriminanzfunktion (LDF) für vier Beispiele

Stich-proben-umfang	ernste Kopfverletzungen			Langzeitbeatmung			Crohn-Studie			Harninkontinenz		
	LDF	LM	(%)[1]	LDF	LM	(%)[1]	LDF	LM	(%)[1]	LDF	LM	(%)[1]
5	0.308	0.281	9.6	0.348	0.291	19.6	0.441	0.444	-0.7	0.470	0.460	2.2
10	0.279	0.247	12.2	0.338	0.290	16.6	0.434	0.425	2.1	0.467	0.443	5.4
15	0.249	0.237	5.1	0.286	0.274	4.4	0.404	0.398	1.5	0.453	0.468	-3.2
20	0.242	0.233	3.9	0.289	0.269	7.4	0.404	0.403	0.2	0.442	0.434	1.8
50	0.219	0.212	3.3	0.262	0.254	3.1	0.373	0.384	-2.9	0.417	0.425	-1.9
100	0.206	0.199	3.5	0.252	0.244	3.3	0.352	0.357	-1.4	0.409	0.413	-1.0
500	0.196	0.192	2.1	0.247	0.236	4.7	0.342	0.339	0.9	0.407	0.407	0.0
1000	0.194	0.190	2.1	0.245	0.234	4.7	0.342	0.332	3.0	0.404	0.402	0.5
5000	0.193	0.189	2.1	0.242	0.232	4.3	0.340	0.327	4.0	0.401	0.401	0.0

[1] Prozentuale Differenz der mittleren Fehlerrate der linearen Diskriminanzfunktion zur mittleren Fehlerrate der modifizierten Lokations-Regel.

6.4   Mögliche Verallgemeinerungen

Verallgemeinerungen für die in dieser Arbeit verwendeten Ansätze können hauptsächlich im Bereich des stetigen Anteils der gemischten Dichten in Betracht gezogen werden. So ist zum einen sicher eine Verallgemeinerung auf mehr als eine stetige Zufallsvariable notwendig. Zum anderen könnte auf die Voraussetzung der zellweisen Normalverteilung verzichtet werden. Für den letzten Fall bietet sich bei Verwendung nur eines stetigen Merkmals das Ersetzen des Mittelwerts durch robustere Schätzungen eines Lokationsparameters, zum Beispiel des Medians, an. Hierbei kann auf eine umfassende Literatur über robuste Schätzungen zurückgegriffen werden (Übersicht bei Lanner und Wilkinson, 1979),in der auch über adaptive Schätzer berichtet wird (Hogg, 1974). Diese Erweiterung scheint insbesondere für medizinische Anwendungen sinnvoll. Dabei dürften weniger theoretische Probleme als Schwierigkeiten bei der empirischen Erprobung der Methoden auftreten.

Denkt man an Verallgemeinerungen auf mehr als ein stetiges Merkmal, so scheint nach unseren Ergebnissen der Ansatz über Regression-Schätzer für die Erwartungswerte nicht empfehlenswert. Hier erscheinen Weiterentwicklungen besonders dringend notwendig.

Bei der Diskussion zu einer Arbeit von Hills (1966) sagte Wayle:

"The subject of discriminant analysis has developed through three stages. The first was the Fisherian stage using the intuitive approach and developing the theory of linear discriminant functions. This was followed by the probabilistic stage considered by Welch, Rao, and others. The third stage was the Waldian stage based on the principles of statistical decision theory. All these stages basically assumed underlying multivariate normal populations when dealing with numerical problems, and replaced the unknown parameters by the sample estimates. The subject of nonparametric discrimination has received very little attention."

In den letzten 16 Jahren wurde der nicht-parametrischen Diskriminanzanalyse im Bereich stetiger Merkmale eine außerordentlich große Aufmerksamkeit zuteil. Es ist zu hoffen, daß in den kommenden 10 Jahren die Diskriminanzanalyse im Bereich gemischter Merkmale ähnlich erschöpfend behandelt wird.

6.5 Zusammenfassende Bewertung

Anhand vier medizinischer Datensätze wurden Zuordnungsregeln, die sich aus dem Ansatz des Lokationsmodells ergeben, mit der linearen Diskriminanzfunktion und der Medianregel verglichen.

Es zeigte sich, daß die adaptive Nächste-Nachbarn-Schätzung der Zellwahrscheinlichkeiten sowohl für die sich aus dem Lokationsmodell ergebenden Zuordnungsregeln wie auch bei der Median-Regel zu einer wesentlichen Verkleinerung der mittleren Fehlerrate führt.

Mit der zusätlichen adaptiven Nächste-Nachbarn-Schätzung der Erwartungswerte des stetigen Merkmals war hingegen keine zusätzliche Verkleinerung der mittleren Fehlerrate zu erzielen.

Die lineare Diskriminanzfunktion zeigte bei allen vier Datensätzen gute Ergebnisse; der Median-Regel war sie praktisch nie unterlegen.

Im Vergleich zur linearen Diskriminanzfunktion erwiesen sich die Zuordnungsregeln, die auf dem Lokationsmodell basieren zunächst nur für große Stichprobenumfänge als besser. Nach einer inhaltlich vorgenommenen Modifikation dieser Zuordnungsregeln waren die mittleren Fehlerraten der modifizierten Zuordnungsregeln bei zwei Beispielen deutlich kleiner als die der linearen Diskriminanzfunktion.

VII. Zusammenfassung der Ergebnisse

1. Im Rahmen der Arbeit wurden adaptive Nächste-Nachbarn-Schätzer für die Erwartungswerte sowohl diskreter wie auch stetiger
   Verteilungen eingeführt.

2. Diese Schätzer wurden für das Lokationsmodell bei dem Dia-
   gnose- und Prognoseproblem mit gemischten Daten verwendet.

3. In empirischen Untersuchungen anhand vier medizinischer Datensätze wurden die neu eingeführten Methoden mit Standardver-
   fahren verglichen.

4. Bei den Beispielen war die adaptive Nächste-Nachbarn-Schätzung sowohl bei diskreten wie auch stetigen Verteilungen den
   bisherigen Schätzmethoden immer deutlich überlegen.

5. Der empirische Vergleich der Schätzverfahren im Lokationsmodell für Zuordnungsregeln mit der linearen Diskriminanzfunktion erbrachte dagegen nur eine deutliche Überlegenheit
   der neuen Methoden gegenüber der linearen Diskriminanzfunktion bei großen Stichprobenumfängen. Bei kleinen Stichprobenumfängen hingegen zeigte sich zum Teil sogar eine Überlegen
   heit der linearen Diskriminanzfunktion.

6. Entsprechend der inhaltlichen Interpretation des stetigen
   Merkmals wurde das Lokationsmodell modifiziert. Sodann war
   auch bei kleinen Stichprobenumfängen eine klare Überlegenheit
   der auf dem Lokationsmodll basierenden Zuordnungsregeln gegenüber der linearen Diskriminanzfunktion feststellbar.

VIII. Aspekte der praktischen Anwendung

Die in der Arbeit behandelten statistischen Verfahren werden in
der Medizin im Bereich der Differentialdiagnose und Prognose
eingesetzt. Dort können sie dem Arzt eine Hilfe bei seiner Entscheidungsfindung sein.

Bei Anwendungen in der Medizin liegen fast immer qualitative
Merkmale (zum Beispiel Symptome) und quantitative Merkmale (zum
Beispiel Alter und Laborwerte) gleichzeitig vor. In der vorliegenden Arbeit wurden daher Verfahren behandelt, die ein gemein-
sames Einbeziehen beider Arten von Merkmalen in eine Entscheidungsregel erlauben. Unter Verwendung des sogenannten Lokationsmodells wurden Zuordnungsregeln entwickelt, die auf schwächeren
Voraussetzungen basieren als die bisher verwendeten und für große
Stichprobenumfänge unter sehr allgemein gültigen Bedingungen zu
optimalen Entscheidungsregeln führen.

Es zeigte sich anhand des Vergleichs der neu entwickelten Zuord-
nungsregeln mit gebräuchlichen Verfahren an vier medizinischen
Beispielen, daß der Ansatz des Lokationsmodells auch bei kleinen
Stichprobenumfängen zu guten Ergebnissen führen kann. Bei Berück-
sichtigung medizinischen Vorwissens für eine Modifikation der
Lokations-Regel, erwies sich diese bei den vier verwendeten
Beispielen den anderen zum Vergleich verwendeten Zuordnungsregeln
überlegen.

Wird der Einsatz von Entscheidungsregeln, der Art, wie sie in
dieser Arbeit betrachtet wurden, für ein praktisches Problem
erwogen, dann sollten die in dieser Arbeit entwickelten Zuordnungsregeln in Betracht gezogen werden. Hierbei ist jedoch zu
beachten, daß ein sinnvoller Einsatz dieser statistischen Methoden nur in engster Kooperation mit erfahrenen Klinikern möglich
ist, um Überinterpretationen des statistischen Verfahrens zu
vermeiden. Da diese Verfahren in Bereichen eingesetzt werden, in
denen Entscheidungen schwerwiegende Folgen haben können, kann vor
einem blinden Einsatz dieser statistischen Methoden nur gewarnt
werden.

Literaturverzeichnis

Aitchison, J., Aitken, C.G.G. (1976): Multivariate binary discrimination by the kernel method.
Biometrika **63**, 413-420

Ambrosi, K. (1980): Aggregation and Identifikation in der numerischen Taxonomie.
In: Göppl, H, Opitz,O. (Hrsg.): Quantitative Methoden der Unternehmungsplanung **15**
Anton Hain, Königstein

Anderson, J.A. (1972): Separate sample logistic discrimination.
Biometrika **59**, 19-35

Anderson, J.A., Whaley, K., Williamson, J., Buchanan, W.W. (1972): A statistical aid to the diagnosis of Keratoconjunctivitis Sicca.
Quart.J.Med. **41**, 175-189

Anderson, J.A. (1973): Logistic Discrimination with Medical Application.
In: Cacoullos, T. (Ed.): Discriminant Analysis and Applications.
Accademic Press, New York - London

Anderson, T.W. (1958): An Introduction to Multivariate Statistical Analysis.
John Wiley and Sons, New York - London - Sydney

Bahadur, R.R. (1961): A representation of the joint distribution of response to n dichotomous items.
In: Solomon, H. (Ed.): Studies in Item Analysis and Prediction.
Stanford University Press, Stanford, California, 158-168

Barnard, M.M. (1935): The secular variations of skull characters in four series of Egyptian skulls.
Ann.Eug. **6**, 352-371

Bartlett, M.S. (1935): Contingency table interactions.
J.Roy.Statist.Soc.Suppl. **2**, 248-252

Berge, J.H. van der, Schonten, H.J.A., Boomstra, S., Drunen-Littel, S. van, Braakman, R. (1979): Interobserver agreement in assess ocular signs in coma.
J.Neurol.Neurosurg.Psychiat. **42**, 1163-1168

Birch, M.W. (1963): Maximum Likelihood in three-way contingency
        tables.
        J.Roy.Statist.Soc. (B) **25**, 220-233

Bishop, K.M.M., Fienberg, S.E., Holland, P.W. (1975): Discrete mul-
        tivariate Analysis.
        MIT Press, Cambridge - Massachusetts - London

Blois, M.S. (1980): Clinical judgement and computers.
        N.Engl.J.Med. **303**, 192-197

Chang, P.C., Afifi, A.A. (1974): Classification based on dichoto-
        mous and continuous variables.
        J.Amer.Statist.Assoc. **74**, 336-339

Crochan, W.G., Hopkins, C.E. (1961): Some classification problem
        with multivariate qualtitative data.
        Biometrics **17**, 10-32

Cox, D.R. (1970): The Analysis of Binary Data.
        Methuen, London

Day, N.E., Kerridge, D.F. (1967): A general maximum likelihood dis-
        criminant.
        Biometrics **23**, 313-323

Draper, N.R., Smith, H. (1966): Applied Regression Analysis.
        John Wiley and Sons, New York - London - Sydney

Deming, W.E., Stephan, F.F. (1940): On a least squares adjustment
        of a sampled frequency table when the expected marginal
        totals are known.
        Ann.Math.Statist. **11**, 427-444

Dickey, J.M. (1968): Smooth estimates for multinomial cell proba-
        bilities.
        Ann.Math.Statist. **39**, 561-566

Dombal, F.T. de, Leaper, D.J., Horrocks, J.C., Staniland, J.S.,
        McCann, A.P. (1974): Human and Computer-aided Diagnosis
        of Abdominal Pain: Further Report with Emphasis on Per-
        formance of Clinicians.
        British Medical Journal 1, 376-380

Faber, P., Deck, J., Heidenreich, J. (1979): Technik und Interpre-
        tation des Urethra Druck-Profils.
        Therapiewoche **29**, 53-57

Fienberg, S.E., Holland, P.W. (1972): On the choice of flattering
        constants for estimating multinomial probabilities.
        J.Multi.Anal. 2, 127-134

Fisher, R.A. (1936): The use of multiple measurements in taxono-
        mic problems.
        Ann.Eugenic 7, 179-188

Fix, E., Hodges, J.L. (1951): Nonparametric Discrimination: Con-
        sistency Properties.
        School of Aviation Medicine, USAF, Randolf AFB,
        Project Number 21-49-004, Report Number 4

Glick, N. (1972): Sample-based classification procedures derived
        from density estimators.
        J.Amer.Statist.Assoc. 67, 116-122

Goldberg, L.R. (1970): Man versus Model of Man: A Rationale plus
        some Evidence for a Method of Improving on Clinical Infe-
        rences.
        Psychol.Bull 73, 422-432

Goldstein, M., Dillon, W.R. (1978): Discrete Discriminant Analysis.
        John Wiley and Sons, New York - Chichester - Brisbane -
        Toronto

Gross, R. (1973): Analyse des ärztlichen Diagnostikvorganges.
        In: Lange, H.-J., Wagner, G. (Hrsg.): Computerunterstützte
           ärztliche Diagnostik.
           F.K. Schattauer Verlag, Stuttgart - New York,
           31-38

Habbema, J.D.F., Hermans, J., Remme, J. (1978): Variable Kernel
        Density Estimation in Discriminant Analysis.
        In: Corsten, L.C.A., Hermans, J. (Eds.): Compstat 78.
           Physika Verlag, Wien, 178-185

Hall, P. (1981a): Optimal Near Neighbor Estimator For Use In Dis-
        criminant Analysis.
        Biometrika 68, 572-575

Hall, P. (1981b): On Nonparametric Multivariate Binary Discrimina-
        tion.
        Biometrika 68, 287-294

Hall, P. (1983): Orthogonal Series Method For Both Qualitative and
        Quantitative Data.
        (eingereicht bei Biometrika)

Halperin, M. Blackwelder, W.C., Verter, J.I. (1971): Estimation of
        the multivariate logistic risk function: a comparison of
        the discriminat and maximum likelihood approaches.
        J.Chron.Dis. 24, 125-158

Hills, M. (1966): Allocation Rules and their Error Rates.
        J.Roy.Stat.Soc. (B) 28, 1-20

Hills, M. (1967): Discrimination and allocation with discrete data.
        J.Roy.Stat.Soc. (C) **16**, 237-250

Hogg, R.V. (1974): Adaptive robust estimation.
        J.Amer.Statist.Assoc. **69**, 909-927

Jennett, B., Bond, M. (1975): Assessment of outcome after severe
        brain damage.
        Lancet **1**, 480

Jennett, B., Teasdale, G.M., Knill-Jones, R.P. (1975): Predicting
        outcome after head injury.
        J.Roy.Coll.Physns.Lond. **9**, 231-237

Jennett, B., Teasdale, G.M., Braakman, R., Minderhoud, J., Knill-
        Jones, R. (1976): Predicting outcome in individual pa-
        tients after severe injury.
        Lancet **i**, 1031-1034

Jennett, B., Teasdale, G.M., Braakman, R., Minderhoud, J., Heiden,
        J., Kurzel, T. (1979): Prognosis of patients with severe
        head injury.
        Neurosurgery **4**, 283-288

Jesdinsky, H.J. (1972): Diagnose-Modelle in der Medizin.
        Meth.Inform.Med. **11**, 48-59

Jesdinsky, H.J. (1973): Deterministische Zuordnungsverfahren.
        In: Lange, H.-J., Wagner, G. (Hrsg.): Computerunterstützte
                ärztliche Diagnostik.
                F.K. Schattauer Verlag, Stuttgart - New York,
                237-244

John, S. (1961): Errors in Discrimination.
        Math.Statist. **32**, 1125-1144

Jonas, U., Heidler, H., Thüroff, J. (1980): Urodynamik.
        Enke, Stuttgart

Krzanowski, W.J. (1975): Discrimination and Classification using
        both binary and continuous variables.
        J.Amer.Statist.Assoc. **70**, 782-790

Krzanowski, W.J. (1980): Mixture of continuous and categorial vari-
        ables in discriminant analysis.
        Biometrics **36**, 493-499

Lancaster, H.O. (1969): The chi-squared distribution.
        Wiley and Sons, New York - Chichester - Brisbane - Toronto

Lanner, R.L., Wilkinson, G.N. (1979): Robustness in Statistics.
        Academic Press, New York - San Francisco - London

Lazarsfeld, P.F. (1961): The algebra of dichotomous systems.
        In: Solomon, H. (Hrsg.): Studies in Item Analysis and Pre-
                diction.
                Stanford University Press, Stanford, California,
                399-404

Leaper, D.J., Horrocks, J.C., Staniland, J.R., Dombal, F.T. de
        (1972): Computer-assisted diagnosis of A3-dominal pain
        using "estimates" provided by clinicians.
        British Medical Journal 4, 350-354

Leiber, B., Olbrich, G. (1972): Die klinischen Syndrome.
        Urban und Schwarzenberg, München

Leiber, B. (1973): Krankheitseinheiten - Fiktion oder Realität?
        In: Lange, H.J., Wagner, G. (Hrsg.): Computerunterstützte
                ärztliche Diagnostik.
                F.K. Schattauer Verlag, Stuttgart - New York,
                45-50

Lively, W.M., Szygenda, S.A., Mizel, C.E. (1973): Modelling Tech-
        niques for Medical Diagnosis: I. Heuristics and Learning
        Programs in Selected Neonatal Hepatic Disease.
        Comput.Biomed.Res. 6, 393-410

Mahalanobis, P.C. (1930): On tests and measurements of group diver-
        gence.
        Jour.and Proc.Asiatic.Soc.Bengal 26, 541-588

Malchow, H., Ewe, K., Brandes, J.W., Sommer, H., Ehms, H., Jesdins-
        ky, H.J.: European Cooperative Crohn's Disease Study -
        I Results of Drug Treatment.
        Digestion (in Vorbereitung)

Martin, E.S. (1936): A study of the Egyptian series of mandibles
        with special references to mathematical methods of sexing.
        Biometrika 28, 149-178

Matusita, K. (1954): On estimation by the minimum distance method.
        Ann.Inst.Statist.Math. 7, 67-77

Matusita, K. (1955): Decision rules based on distance for problems
        of fit, two samples and estimation.
        Ann.Math.Statist. 26, 631-640

Matusita, K. (1957): Classification based on distance in multiva-
        riate Gaussian cases.
        Proc. Fifth Berkeley Symp. Math. Statist. and Prob. 1,
        299-304

Matusita, K. (1967): On the Notation of Affinity of several Distributions and some of its Application.
Ann.Inst.Statist.Math. **19**, 181-192

McLachlan, G.J. (1974): An Asymptotic Unbiased Technique For Estimating The Error Rates In Discriminant Analysis.
Biometrics **30**, 239-249

McLachlan, G.J. (1976): The bias of the apparent error rate in discriminant analysis.
Biometrika **63**, 2, 239-244

Min-Chiang, Wang, Ryzin, J. van (1981): A Class of Smooth Estimators for Discrete Distributions.
Biometrika **68**, 1, 301-309

Mises, R. von (1945): On the classification of observation data into distinct groups.
Ann.Math.Statist. **16**, 68-73

Morant, G.M. (1928): A preliminary classification of European races based on cranial measurements.
Biometrika (B) **20**, 301-375

Neyman, J., Pearson, E.S. (1933): On the testing of statistical hypotheses in relation to probability a priori.
Proc.Camb.Phil.Soc. **9**, 492-510

Olkin, I., Tate, R.F. (1961): Multivariate correlation models with mixed discrete and continuous variables.
Ann.Math.Statist. **32**, 448-465

Ott, J., Kroumal, R.A. (1976): Some Classification Procedures for Multivariate Binary Data Using Orthogonal Functions.
J.Amer.Statist.Assoc. **354**, 391-399

Parzen, E. (1962): On estimation of a probability density function and mode.
Ann.Math.Statist. **33**, 1065-1076

Pearson, K. (1926): On the coefficient of racial likeness.
Biometrika **18**, 105-117

Pipberger, H.V., Klingeman, J.D., Cosma, J. (1968): Computer Evaluation of statistical properties of clinical information in the differential diagnosis of Chest Pain.
Method.Inform.Med. **7**, 79-92

Press, S.J., Wilson, S. (1978): Choosing between logistic regres-
        sion and discriminant analysis.
        J.Amer.Statist.Assoc. **73**, 699-705

Rao, C.R. (1947): A statistical criterion to determine the group
        to which an individual belongs.
        Nature **160**, 835-836

Rao, C.R. (1965): Linear Statistical Inference and its Applica-
        tion.
        John Wiley and Sons, New York - London - Sydney

Reale, A., Maccacaro, G.A., Rocca, E., d'Intino, S., Gioffre, P.A.,
        Vestri, A., Motolese, M. (1968): Computer Diagnosis of
        Congenital Heart Disease.
        Comp.Biomed.Research **1**, 533-549

Rogers, W., Ryack, B., Moeller, G. (1979): Computer-aided Medical
        Diagnosis: Literature Review.
        Int.J.Bio-Medical Computing **10**, 267-289

Rosenblatt, M. (1965): Remarks on some nonparametric estimates
        of a density function.
        Ann.Math.Statist. **27**, 832-835

Ryzin, J. van (1966): Bayes Risk Consistency of classification
        Procedures using density estimations.
        Sankhy (A) **28**, 261-270

Schader, M. (1978): Anordnung und Klassifikation von Objekten bei
        qualitativen Merkmalen.
        In: Göppl, H., Opitz, O. (Hrsg.): Quantitative Methoden
                der Unternehmungsplanung **9**
                Anton Hain, Königstein

Schmitz, P.I.M., Habbema, J.D.F., Hermans, J., Kasanmoentalib, E.,
        Raatgever, J.W. (1981): Comparison of six discriminant
        analysis methods for mixtures of continuous and discrete
        variables.
        Technical Report, Institut of Biostatistics, Erasmus Uni-
        versity, Rotterdam

Schürmann, T. (1983): The mortality of surgical patients requi-
        ring mechanical ventilatory support.
        Dissertation, Düsseldorf (in Vorbereitung)

Skarabis, H. (1970): Mathematische Grundlagen und praktische
        Aspekte der Diskrimination und Klassifikation.
        Physica-Verlag, Würzburg

Sneath, P.H.A., Sokal, R.R. (1973): Numerical Taxonomy.
        W.H. Freedman and Company, San Francisco

Sorum, M. (1973): Three Probabilities of Misclassification.
        Technometrics **14**, 2, 309-316

Stern, R.B., Knill-Jones, R.P., Williams, R. (1974): Clinician
        versus Computer in the Choice of 11 Differential Diag-
        noses of Jaundice Based on Formalised Data.
        Meth.Inform.Med. **13**, 79-82

Sutherland, M., Fienberg, S.E., Holland, P.W. (1974): Combining
        Bayes and frequency approaches to estimate a multinomi-
        nal parameter.
        In: Fienberg, S.E., Zellner, A. (Eds.): Studies in Baye-
                sian Exonometrics and Statistics.
        North Holland, Amsterdam, 585-617

Tate, R.F. (1954): Correlation between a discrete and a continuous
        variable.
        Ann.Math.Stat. **25**, 603-607

Teasdale, G., Knill-Jones, R., Sande, J. van der (1978): Observer
        variability in assessing impaired consciousness and coma.
        J.Neurol.Neurosurg.Psychiat. **41**, 603-610

Teasdale, G., Parker, L., Murray, G., Knill-Jones, R., Jennett, B.
        (1979): Predicting the outcome of individual patients in
        the first week after severe head injury.
        Acta Neurochirurgica Suppl. **28**,161-164

Thurmayr, R., Thurmayr, G.R., Otte, M. (1975): Probleme beim Rou-
        tineeinsatz der Diskriminanzanalyse zur Beurteilung des
        Pankreasfunktionstests.
        EDV in Medizin und Biologie **6**, 49-52

Thurmayr, R., Blomer, R.J., Forell, M.M., Jaffe, A., Otte, M.,
        Raschewa, C., Thurmayr, G.R. (1976): Computer aided Diag-
        nosis of Pancreatic Function Tests in the Routine Situa-
        tion.
        In: Dombal, F.T. de, Gremy, F. (Eds.): Decision Making
                and Medical Care.
                North-Holland, 175-183

Tildesley, M.L. (1921): A first study of the Burmese skull.
        Biometrika **13**, 247-251

Titterington, D.M. (1980): A comparitative Study of Kernel-Based
        Density Estimates for categorial Data.
        Technometrics **22**, 259-268

Titterington, D.M., Murray, G.D., Murray, L.S., Spiegelhalter, D.J.,
        Skene, A.M., Habbema, J.D.F., Gelpke, G.J. (1981): Compari-
        son of Discrimination Techniques Applied to a Complex Data
        Set of Head Injured Patients.
        J.R.Statist.Soc. (A) **144**, 145-175

Toussaint, G.T. (1974): Bibliography on Estimation of Misclassifi-
        cation.
        IEEE Trans.Inform.Theory, **IT-20**, 472-479

Trampisch, H.J. (1975): Trennprobleme bei unvollständiger Informa-
        tion - Eine Übersicht.
        EDV in Medizin und Biologie **6**, 2-8

Trampisch, H.J. (1977): Grundbegriffe der Diskriminanzanalyse.
        Metamed **1**, 365-373

Trampisch, H.J. (1978): Untersuchungen zu Fehlerraten von Trenn-
        verfahren aus Modellfamilien.
        Inaugural Dissertation, Universität Gießen

Trampisch, H.J. (1979): Konvergenzaussagen bei Zuordnungsregeln.
        Tagungsbericht Mathematisches Forschungsinstitut,
        Oberwolfach **9**, 18

Trampisch, H.J. (1980): Nichtparametrische Dichteschätzungen.
        Medizinische Informatik und Statistik **20**, 14-26

Trampisch, H.J. (1981): The mean error of allocation rules.
        Tagungsbericht Mathematisches Forschungsinstitut,
        Oberwolfach **8**, 17

Trampisch, H.J. (1982): Estimation of mortality rates by use of
        nearest neighbour estimates.
        Tagungsbericht Mathematisches Forschungsinstitut,
        Oberwolfach **10**, 18-19

Trampisch, H.J., Jesdinsky, H.J., Faber, P. (1982): Warum liefert
        die Diskriminanzanalyse so viele gute Ergebnisse?
        Deutsche Med. Wochenschrift **107**, 1730-1736

Trampisch, H.J. (1982): On the performance of some classification
        rules for qualitative data for simulated underlying dis-
        tributions.
        Biometrical Journal (im Druck)

Truett, J., Cornfield, J., Kannel, W. (1967): A multivariate ana-
        lysis of the risk of coronary heart disease in Framingham.
        J.Chron.Dis. **20**, 511-524

Vlachonikolis, I.G., Marriott, F.H.G. (1982): Discrimination with
        mixed binary and continuous data.
        Appl.Statist. **31**, 23-31

Victor, N., Trampisch, H.J., Zentgraf, R. (1974): Diagnostic Rules
        for Qualitative Variables with Interactions.
        Meth.Inform.Med. **13**, 184-186

Victor, N. (1976): Non-parametric allocation rules.
        In: Dombal, F.T., Gremy, F. (Eds.): Decision making and
            medical care.
        North-Holland, Amsterdam, 515-529

Victor, N. (1976): Probleme der Auswahl geeigneter Zuordnungsre-
        geln bei unvollständiger Information insbesondere für
        kategoriale Daten.
        Biometrics **32**, 571-585

Victor, N. (1978): Alternativen zum klassischen Histogramm.
        Meth.Inform.Med. **17**, 120-126

Wald, A. (1944): On A Statistical Problem Arising In The Classi-
        fication Of An Individual Into One Of Two Groups.
        Ann.Math.Statist. **15**, 145-162

Wardle, A., Wardle, L. (1978): Computer Aided Diagnosis - A Review
        of Research.
        Meth.Inform.Med. **17**, 15-28

Weidtman, V. (1971): Computerhilfe in der klinischen Differential-
        diagnostik: Verfahren und Problematik der Diagnoseselek-
        tion bei großer wahrscheinlichkeitsparameterfreier Symp-
        tom-Krankheitsmatrix.
        Meth.Inform.Med. **10**, 91-96

Wegman, E.J. (1972): Non-parametric probability density estimation.
        Technometrics **14**, 533-546

Welch, B.L. (1939): Note on discriminant functions.
        Biometrika **31**, 218-220

Zentgraf, R. (1975): A note on Lancaster's definition of higher-
        order interactions.
        Biometrika **62**, 375-378